AF293484

Christopher Kilian

Knoblauch gegen Bluthochdruck?

Eine wissenschaftliche Übersichtsarbeit
über das Krankheitsbild
der primären arteriellen Hypertonie,
die medikamentöse Therapie und die Einnahme
von Knoblauch als Alternativpräparat

Bachelor + Master
Publishing

Kilian, Christopher: Knoblauch gegen Bluthochdruck?. Eine wissenschaftliche Übersichtsarbeit über das Krankheitsbild der primären arteriellen Hypertonie, die medikamentöse Therapie und die Einnahme von Knoblauch als Alternativpräparat, Hamburg, Diplomica Verlag GmbH 2012

Originaltitel der Abschlussarbeit: Hat Allium sativum eine therapeutische Wirkung bei primärer arterieller Hypertonie?: Can garlic (Allium sativum) lower blood pressure in patients with essential arterial hypertension?

ISBN: 978-3-86341-288-3
Druck: Bachelor + Master Publishing, ein Imprint der Diplomica® Verlag GmbH, Hamburg, 2012
Zugl. Technische Universität München, München, Deutschland, Bachelorarbeit, August 2011

Bibliografische Information der Deutschen Nationalbibliothek:
Die Deutsche Nationalbibliothek verzeichnet diese Publikation in der Deutschen Nationalbibliografie; detaillierte bibliografische Daten sind im Internet über http://dnb.d-nb.de abrufbar.

Die digitale Ausgabe (eBook-Ausgabe) dieses Titels trägt die ISBN 978-3-86341-788-8 und kann über den Handel oder den Verlag bezogen werden.

Inhaltsverzeichnis

Abbildungsverzeichnis

Tabellenverzeichnis

Anmerkung: Die Tabellen 1, 2, 4 und 9 wurden vom Autor der Bachelor-Thesis selbst angefertigt.

Zusammenfassung

Knoblauch (lat. *Allium sativum*) findet immer mehr Eingang in die Heilkunde. Ob als Öl, in Form von Pulvertabletten oder roh verzehrtem Knoblauch - wissenschaftliche Studien zeigen, dass die Heilpflanze nicht nur antibakterielle und durchblutungsfördernde Eigenschaften hat, sondern ebenso bei arterieller Hypertonie den Blutdruck äquivalent zu einem chemisch hergestellten Antihypertensivum senken kann. Insgesamt wurden 18 Studien analysiert, von denen 13 Forschungsarbeiten eine statistisch signifikante Wirkung des Knoblauchs auf den Blutdruck beobachten konnten.

Die Studien wurden aus Analysen bibliografischer Datenbanken wie Pubmed und Google Scholar, Recherchen in Katalogen der lokalen Bibliotheken in München sowie durch Kontaktaufnahme mit Pharmaunternehmen wie der Klosterfrau Healthcare Group bezogen. Das Aufnahmekriterium zur Analyse war die Behandlung der primären arteriellen Hypertonie mit Knoblauch. Ausgeschlossen wurden Studien, in denen die arterielle Hypertonie eher nebensächlich bezüglich der Wirkung des Knoblauchs untersucht wurde oder aber die Studienergebnisse keinen Aufschluss über die Wirkung aufgrund mangelnder Daten wie Blutdruckwerte vor und nach der Behandlung ergab.

Obwohl keine statistische Auswertung der analysierten Studien durchgeführt wurde, kann aufgrund der vorliegenden Studienergebnisse auf eine positive Wirkung des Knoblauchs auf den Hypertonus geschlossen werden. Die Forscher der in die Analyse eingeschlossenen Studien empfehlen Allium sativum als ideales Nahrungsergänzungsmittel bzw. Begleittherapeutikum zur antihypertensiven Behandlung bei bestehender arterieller Hypertonie.

Abstract

Garlic (Allium sativum) is increasingly incorporated into medicine. Whether as oil, in form of powder tablets or consumed as raw garlic - scientific studies show that the herb has not only anti-bacterial properties and promotes blood circulation, but in hypertensive patients it can also reduce the blood pressure equivalent to a chemically produced antihypertensive. A total of 18 studies were analyzed of which 13 research projects have observed a statistically significant effect of garlic on blood pressure. The studies were obtained from analysis of bibliographic databases such as PubMed and Google Scholar, searches in catalogs of local libraries in Munich and by contacting pharmaceutical companies, including the Klosterfrau Healthcare Group. The inclusion criterion for analysis was the treatment of primary arterial hypertension with garlic. Excluded were studies in which arterial hypertension was rather irrelevantly investigated for the effect of garlic or the study results do not shed light on the effect due to lack of data such as blood pressure values before and after treatment. Although no statistical analysis of the analyzed studies was performed, based on the present study results it can be said that garlic has a positive effect on hypertension. The researchers included in the analysis of clinical studies suggest Allium sativum as an ideal food supplement cr therapeutic agent to the antihypertensive treatment of arterial hypertension.

1. Einleitung

Knoblauch (lat. *Allium sativum*) beherrscht schon lange Zeit den Markt der Arzneimit-
telpflanzen. Bereits in der Antike wurde die Pflanze aufgrund ihres breiten Wirkspektrums als geschätztes Arzneimittel verwendet (vgl. Braun 1987, S. 11).
Knoblauch wird auch noch heute als zweithäufigstes Präparat in der Komplementär-
medizin von Patienten mit erhöhtem kardiovaskulären Risiko zu dessen Senkung
gebraucht (vgl. Yeh et al., 2006, S. 673).

Die arterielle Hypertonie ist in Deutschland weit verbreitet. Dies bestätigen auch die
Daten des Bundes-Gesundheitssurveys 1998 (BGS98). Das Krankheitsbild tritt
demnach bei jedem zweiten im Erwachsenenalter auf. Etwa 44% aller Frauen und
51 % der Männer zeigen im Alter von 18 bis 79 Jahren einen erhöhten Blutdruck
(Janhsen et al., 2008, S. 7).
Die mit 90% am häufigsten auftretende Form der Hypertonie ist die primäre, bei der
das Krankheitsbild ätiologisch bis heute nicht vollständig geklärt werden konnte.
Unter den multifaktoriellen Einflüssen, unter denen auch die Vererbung mit 60% aller
Fälle eine große Rolle spielt, sind Risikofaktoren wie Tabak- und Alkoholkonsum,
Stress, Übergewicht und körperliche Minderaktivität für die Prävalenz entscheidend
(vgl. Andreae, 2008, S. 462).

Durch die Einnahme chemisch hergestellter Arzneimittel kommt es häufig zu uner-
wünschten Nebenwirkungen im menschlichen Körper (vgl. Gröber, 2008, S. 29-30).
Der Gebrauch arzneilich wirkender Heilpflanzen wie Knoblauch zeigt hingegen nur
geringe, gelegentlich auftretende Nebenwirkungen auf. In den untersuchten Studien
gaben nur sehr wenige Versuchspersonen gastrointestinale Beschwerden, darunter
auch Flatulenz, an (Turner et al., 2004; DeASantos&Johns, 1993).
Der durch Studien belegte Beweis der therapeutischen Wirkung von Allium sativum
wäre aus diesem Grund nicht nur für die Heilpraxis, sondern auch für die Schulmedi-
zin eine interessante Entdeckung und mögliche Therapiemaßnahme.

Die Bachelorarbeit soll die Wirkung von Allium sativum auf den arteriellen Hypertonus beleuchten und die Frage beantworten, ob die Einnahme von Knoblauch oder
einem seiner Bestandteile zu einem positiven therapeutischen Effekt führt.

2. Hintergrund

2.1 Allium sativum und seine angenommenen Wirkmechanismen

Es wird dem Knoblauch eine stimulierende Wirkung auf den Magen-Darm-Trakt zugeschrieben (vgl. Braun, 1987, S. 11). Daneben wird oftmals eine durchblutungsfördernde, fiebersenkende, anregende sowie "wurmvertreibende" Wirkung behauptet (Bianchini et al., 1978, S. 32).

Tatsächlich konnte in mehreren Studien ein breites Anwendungsgebiet definiert werden. So stellte man bereits eine lipid- und cholesterinsenkende Wirkung fest (vgl. Ali et al., 2000; Anwar, 2003). Auch konnte eine Senkung der Thrombozytenaggregation und Veränderung der Plasmaviskosität beobachtet werden (vgl. Kiesewetter et al., 1993).

Für Hypertoniker entscheidend ist ebenfalls die gefäßprotektive Wirkung der Heilpflanze durch die scheinbare Hemmung der Prostaglandinproduktion (vgl. Banerjee et al., 2002; Rashid&Khan, 1985). Durch Senkung des arteriellen Hypertonus wird ebenfalls das kardiovaskuläre Risiko um 8-20% minimiert (vgl. Ried et al., 2008). Zugleich wurde über die Prävention der Atherosklerose und vaskulärer Erkrankungen im Zusammenhang mit der Einnahme von Knoblauch berichtet (Block et al., 1986).

Doch nicht nur in Bezug auf kardiovaskuläre Erkrankungen zeigt sich Allium sativum nützlich. Neben seiner antithrombotischen Wirkung konnte sogar ein antibiotischer Effekt nachgewiesen werden (Rees et al., 1993; Yoshida et al., 1998; Bakri & Douglas, 2005).

Allium sativum enthält im rohen, unbehandelten Zustand Alliin. Dieses bewirkt durch das Pressen, Hacken bzw. Zerkleinern der Knoblauchzehen die Produktion des Folgeproduktes und zugleich auch Hauptwirkstoffes Allicin über das Enzym Allinase. Daneben sind mittlerweile auch andere Wirkstoffe wie 1-Propenyl-Allyl-Thiosulfat, Allyl-Methyl-Thiosulfat sowie γ-L-Glutamyl-S-Allyl-L-Cystein bekannt (Banerjee et al., 2002).

Bei Raumtemperatur kommt es zu einer Zunahme der Adenosinkonzentration im Knoblauch. Erhitzt man jedoch die Heilpflanze, wird das Converting-Enzym Allinase inaktiviert. Dadurch enthält der wässrige Extrakt des nun hitzebehandelten Knoblauchs mehr Alliin.

Dem Knoblauch in Pulverform wurde das Wasser entzogen, sodass im Extrakt nun eine hohe Konzentration des Allicins enthalten ist (vgl. Banerjee et al., 2002, S. 2). Dieser findet sich z.B. in Kwai® (Knoblauch in Pulverform), einem führenden Knoblauchpräparat. Daneben ist auch ein Präparat auf Wasserbasis auf dem Markt erhältlich: AGE® (aged garlic extract; Ried et al., 2010). Dabei wird Knoblauch über 20 Monate in 15-20%-igem Ethanol angesetzt. Zwar kommt es dadurch zu einem hohen Verlust an Allicin, jedoch finden sich neue Verbindungen wie S-Allylcystein (SAC), S-Allylmercaptocystein, Allixin und Selen. Diese Verbindungen scheinen stabil, weisen eine hohe Bioverfügbarkeit auf und gelten als bedeutende Antioxidantien, welche in enger Verbindung zu kardiovaskulären Erkrankungen stehen. Das kardiovaskuläre Risiko wird durch ihre Einnahme verringert
(vgl. Banerjee et al. 2002, S. 9; Ried et al. 2008, S. 13).

Seine antihypertensive Wirkung verdankt Knoblauch auch dem Gamma-Glutamyl-Cystein, welches als pflanzlicher Bestandteil bei sekundärer Hypertonie durch die Inhibition des Angiotensin-Converting-Enzyms agiert
(vgl. Banerjee et al., 2002, S. 8).

Durch die Aktivierung der Stickstoffoxid-Synthase sowie den resultierenden erhöhten Stickstoffoxidspiegel wird vermehrt Stickoxid gebildet, welches durch Bradykinin aktiviert werden kann. Als Folge wird eine starke vasodilatierende Wirkung erzielt (vgl. Dhawan&Jain 2004, S. 113; Hildebrandt 1998, S. 1506).
Kalium-Ionen-Kanäle werden durch Knoblauch geöffnet bzw. durchlässiger. Der Calciumeinstrom wird reduziert, sodass auch auf diese Weise die Vasodilatation möglich wäre (Dhawan&Jain, 2004, S. 113).
Der hohe Gehalt an Fructanen könnte ebenfalls dazu beitragen. Sie inhibieren Angiotensin-Converting-Enzyme, aktivieren Nitrogen-Oxid-Synthase und kontrollieren die Produktion sowie Aktivität vasokonstriktorischer und -dilatorischer Substanzen des vaskulären Endotheliums (vgl. Duda et al., 2008, S. 167).

In Studien wird häufig geschlussfolgert, dass durch diese Vasodilatation der peripheren Blutgefäße der arterielle Hypertonus gesenkt werden kann (vgl. Grunwald et al., 1992, S. 184).

2.2 Definition der arteriellen Hypertonie

Die arterielle Hypertonie wird in die primäre und sekundäre Hypertonie eingeteilt.
Bei der primären Form handelt es sich, wie bereits erwähnt, um die am häufigsten auftretende Hypertonieform, deren Ursache nicht eindeutig geklärt ist.
Hingegen liegt bei der sekundären Form meist eine renale bzw. hormonelle Dysfunktion vor. Sie tritt mit 10% aller Hypertoniefälle eher weniger häufig auf. Die Ursache kann ebenso auf einer kardiovaskulären Erkrankung, wie z.B. durch eine Aortenisthmusstenose oder medikamentösen Pathogenese, wie z.B. durch orale Kontrazeptiva oder Glukokortikoide beruhen (vgl. Andreae 2008, S. 462).

Entscheidend für die Diagnosestellung ist der systolische und diastolische Blutdruckwert. Eine Hypertonie liegt demnach vor, wenn dauerhaft der systolische Wert von 139 mm Hg und/oder der diastolische Wert von 89 mm Hg überschritten wird. Bereits bei einem von beiden klinischen Merkmalen wird die Diagnose gestellt (vgl. Janhsen et al. 2008, S. 8; Hildebrandt 1998, S. 721; Haghi&Haase 2009, S. 99).

2.3 Häufigkeitsverteilung der arteriellen Hypertonie

Abb. 1: Prävalenz der Hypertonie (in %) nach Altersgruppen und Geschlecht, 1998.

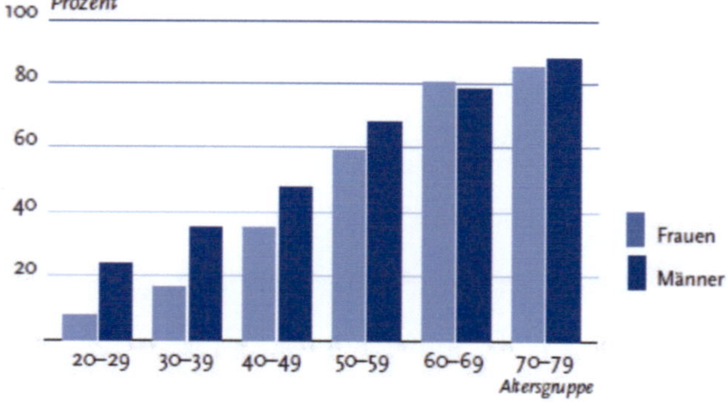

Hypertonie: SBP (systolischer Blutdruck) ≥ 140 mm Hg und/oder DBP (diastolischer Blutdruck) ≥ 90 mm Hg und/oder Einnahme antihypertensiver Medikamente und SBD < 140 mm Hg und DBD < 90 mm Hg
Quelle: Janhsen et al., 2008, S. 11.

Hypertonie ist weltweit ein ernstzunehmendes Krankheitsbild. In der Gesundheitsberichterstattung von Janhsen et al. wird deutlich, dass sich die Prävalenz der
arteriellen Hypertonie mit steigendem Alter stetig erhöht. Im Alter zwischen 70 und
79 Jahren liegt bereits eine Prävalenz bei über 80 % für Männer und Frauen vor
(Janhsen et al., 2008, S. 11).
Auch die Kosten im Gesundheitswesen steigen parallel zur steigenden Anzahl der
Erkrankten an. So wurden in Deutschland im Jahre 2006 rund 8,6 Milliarden Euro für
die Behandlung der arteriellen Hypertonie fällig (Janhsen et al., 2008, S. 27).

Die Statistiken zeigen, dass dieses Krankheitsbild offensichtlich ein aktuelles Thema
darstellt. Es wird auch in Zukunft eine solche Relevanz aufweisen. Da die Erkran-
kungsrate mit der Zahl der Älteren innerhalb der Bevölkerung einhergeht, kann
vermutet werden, dass die Morbiditätsrate in den nächsten Jahren weiter ansteigt.
Denn die Bevölkerung in Deutschland wird immer älter. Jedes Jahr steigt der Alters-
durchschnitt neu (vgl. Statistisches Bundesamt, 2010).
Daher ist es nicht nur für den Forscher, sondern auch für die Gesamtbevölkerung
von enormen Interesse, die Morbiditätsrate bzw. das kardiovaskuläre Risiko zu
senken.

2.4 Therapieformen der arteriellen Hypertonie

Die Therapie der arteriellen Hypertonie erfolgt bis heute überwiegend durch
chemisch hergestellte Arzneimittel. Da bei der hier untersuchten primären arteriellen
Hypertonie die Ätiologie nicht vollständig geklärt ist, kann in nur geringem Maße eine
gezielte Kausaltherapie, umso mehr jedoch eine symptombezogene Behandlung
erfolgen.

Abb. 2: Kombination unterschiedlicher Gruppen von Antihypertensiva.

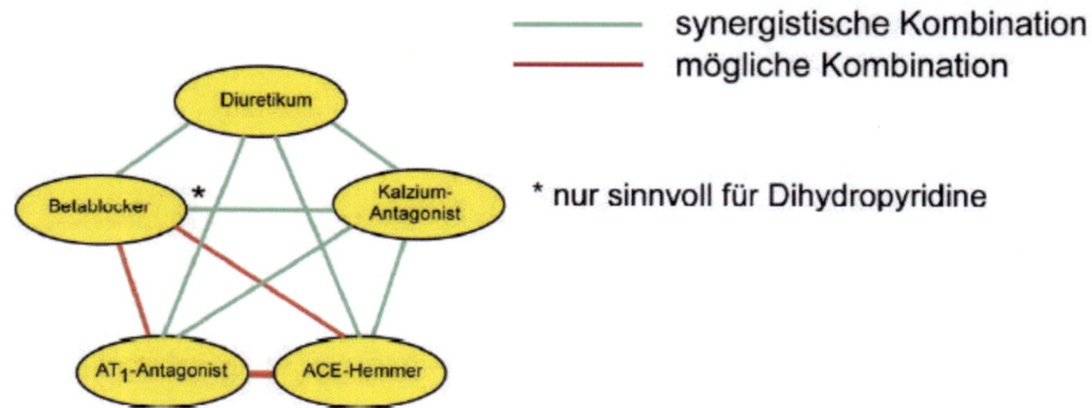

Quelle: DEUTSCHE HOCHDRUCKLIGA e.V. DHL, 2008, S. 52.

Man verwendet dabei *Beta-Blocker, Diuretika, Calciumantagonisten* sowie *ACE-Hemmer* und *AT1-Antagonisten*, die fünf erfolgreichsten Antihypertensiva. Eines dieser Präparate wird anfangs als Monotherapie verordnet. Ist zum Therapiebeginn oder während der Einnahme jedoch abzusehen, dass eine Monotherapie nicht ausreicht, therapiert man entsprechend Stufe 2 in Kombinationstherapie. D.h. ein Präparat aus der Monotherapie wird in Kombination mit einem *Diuretikum, Calciumantagonisten, Beta-Blocker, ACE-Hemmer* oder *AT1-Antagonisten* verordnet. Zeigt diese Therapieform noch immer keine befriedigende antihypertensive Wirkung, geht man in Stufe 3 über, bei der ein zusätzliches Antihypertonikum eingenommen werden muss. In dieser letzten Stufe werden in rund 90-95 % aller Fälle blutdrucksenkende Effekte erzielt (DEUTSCHE HOCHDRUCKLIGA e.V., 2008, S. 52).

2.5 Wirkungsweise der chemischen Antihypertensiva

Die sog. *Beta-Blocker* gehören zur Gruppe der am Sympathikus angreifenden Rezeptorenblocker. Ihre Wirkung beruht auf der Beeinflussung des Herzzeitvolumens, welches durch die Einnahme gesenkt wird (vgl. Mutschler 2008, S. 542; Wehling 2011, S. 55).

Durch die Verringerung der Renin-Ausschüttung kommt es zur Herabsetzung der Angiotensin-Bildung und der Freisetzung von Aldosteron (vgl. Aktories et al., 2009, S. 476).

Ebenfalls werden wohl die sympathischen Impulse durch die zentrale Wirkung der *Beta-Blocker* verringert sowie die Blockade der präsynaptischen Beta-Rezeptoren hervorgerufen. Dadurch wird die Abnahme der Noradrenalin-Freisetzung erzielt, welche die hypotensive Wirkung hervorruft (vgl. Mutschler, 2008, S. 542).

Diuretika bewirken eine erhöhte Natrium-Ionen-Ausscheidung, welche eine Reduktion des Herzzeitvolumens und Plasmavolumens zur Folge hat. Hierdurch wird erstmalig der Blutdruck gesenkt. In einer zweiten Phase stabilisiert sich das Plasmavolumen und die Natrium-Ionen-Konzentration steigt. Dies beruht Vermutungen nach auf dem Ansprechen der glatten Gefäßmuskulatur auf die vasokonstriktorischen Reize (vgl. Mutschler, 2008, S. 543).
Verwendet werden heute bevorzugt Thiaziddiuretika, da diese kostengünstig, in der Anwendung sicher und aufgrund der langjährigen Erfahrung im Einsatz geprüft worden sind (vgl. Wehling, 2011, S. 54).

Calcium-Antagonisten blockieren den Ionen-Kanal und dadurch den Einstrom von Calcium-Ionen in den Muskelzellen. Die intrazelluläre Calcium-Ionen-Konzentration nimmt zu, sodass der Kontraktilitätszustand der glatten Gefäßmuskelzellen verändert wird. *Calciumantagonisten*, auch als *Calciumkanalblocker* bezeichnet, wirken auf diese Weise wie auch *Diuretika* vasodilatierend und senken den peripheren Widerstand (vgl. Mutschler 2008, S. 543; Siegel et al. 1999, S. 217).

Angiotensin-Converting-Enzym-Inhibitoren, kurz *ACE-Hemmer*, inhibieren das Angiotensin-Konversions-Enzym, wodurch die Umwandlung von Angiotensin I in Angiotensin II ausfällt. Da Angiotensin II eines der stärksten hypertonen Substanzen darstellt, wird hierdurch eine antihypertensive Wirkung sowie die Verringerung des peripheren Widerstandes erzielt. Durch die verringerte Aldosteron-Freisetzung kommt es weiterhin zu einer schwachen diuretischen Wirkung des Arzneimittels (vgl. Mutschler, 2008, S. 548).

Eine Alternative zu *ACE-Hemmern* können jedoch auch *Angiotensin-II-Rezeptor-Antagonisten (AT1-Blocker, Sartane)* und *Angiotensin-I-Rezeptor-Antagonisten (AT-II-Antagonisten)* darstellen. Sie wirken direkt auf die *Angiotensin-Rezeptoren* und sind nahezu wirksamer als ACE-Hemmer. Letztere hemmen lediglich das Konversions-Enzym, doch Angiotensinogen kann auch anderweitig, beispielsweise direkt über Gewebeplasminogenaktivatoren, kurz t-PA, gebildet werden. Eine Kombination aus ACE-Hemmern und AT1-Blockern zeigte in der großen ONTARGET-Studie keinen Vorteil. Somit sollten AT1-Blocker bei ACE-Hemmer-Unverträglichkeit als Ersatz verordnet werden (vgl. Wehling, 2011, S. 58-59).

2.6 Zielsetzung der Arbeit

Aufgrund des durch Studien belegten breiten Wirkspektrums, worunter viele Forscher die antihypertensiven Effekte von Allium sativum in Ihren Ausführungen erwähnten, kann angenommen werden, dass Allium sativum oder einer seiner Inhaltsstoffe ebenfalls als therapiebegleitende bzw. unterstützende oder gar alleinige therapeutische Maßnahme zur Behandlung einer primären arteriellen Hypertonie eingesetzt werden könnte.

Die Wirkung des Inhaltsstoffes könnte tatsächlich mit einer Erhöhung des antioxidativen Status´ sowie einer Vasodilatation einhergehen. Es ist denkbar, dass letztere durch den Eingriff auf die Kalium-Ionen-Kanäle erreicht wird (vgl. Mutschler 2008, S. 543; Dhawan&Jain 2004, S. 115; Grunwald et al. 1992, S. 186).

Ziel der Bachelorarbeit ist daher die therapeutische Wirkung von Allium sativum oder dessen Gegenteil, folglich die therapeutische Insuffizienz, durch studienbegründete Belege zu beschreiben.

3. Methodik

Zur Literaturbeschaffung wurden im Rahmen der Bachelorarbeit Datenbanken sowie Bibliotheken nach verschiedenen Schlagwörtern im Zusammenhang mit arterieller primärer Hypertonie und Allium sativum analysiert. Die Referenzangaben aus bereits gefundenen Studien wurden ebenfalls auf relevante Treffer analysiert. Diese wurden folglich anhand des Namens sowie der Autoren der Studie über die Datenbanken ermittelt und beschafft.

Des Weiteren wurden im Internet über die Suchmaschine google pflanzliche Arzneimittel mit dem Inhaltsstoff Knoblauch ausfindig gemacht. Aufgrund der gefundenen Präparate wurden die größten Hersteller via Telefon und Email kontaktiert, um durch das Unternehmen ggf. an relevante, geeignete Studien zu gelangen. Die Klosterfrau Healthcare Group zeigte sich kooperativ. Sie vertritt u.a. das Präparat *Kwai*®, welches als pflanzliches Arzneimittel zugelassen ist. Durch das Unternehmen konnten 3 Studien zum Kwai®-Präparat in die Analyse eingeschlossen werden.

3.1 Literaturrecherche

In den Katalogen und Datenbanken wurden folgende, an den Thementitel angelehnte oder in diesem enthaltene Schlagworte eingesetzt, um geeignetes Material zu finden:

- Hypertonie
- Knoblauch
- Garlic

Die Suche mit diesen wenigen Schlagwörtern ergab zu viele irrelevante Treffer, sodass eine Kombination aus mehreren Schlagwörtern vorgenommen wurde.
- Hypertonie AND Knoblauch
- Hypertonie AND Allium sativum
- Bluthochdruck AND Knoblauch
- Bluthochdruck AND Allium sativum
- blood pressure AND Allium sativum
- blood pressure AND garlic

- hypertension AND Allium sativum
- hypertension AND garlic
- hypertension AND Allium sativum AND therapy
- hypertension AND garlic AND therapy
- (hypertension OR blood pressure) AND (Allium sativum OR garlic)

3.1.1 Kataloge

Zur Literaturbeschaffung wurden die folgenden Kataloge analysiert:

- EZB: keine relevanten Treffer unter den angegebenen Schlagwörtern
- OPAC der LMU: nur wenige Treffer aus dem Gebiet der Homöopathie
- DBIS: keine relevanten Treffer unter den angegebenen Schlagwörtern

3.1.2 Bibliografische Datenbanken

Folgende bibliografische Datenbanken wurden für die Recherche im Internet über das Netzwerk der Technischen Universität München sowie der Ludwig-Maximilians-Universität analysiert:
- Pubmed
- Google Scholar
- Medline
- Dimdi
- Cochrane Library

Über die Internetseite http://www.ncbi.nlm.nih.gov/sites/gquery konnte mit o.g. Schlagwörtern zu einem Zeitpunkt parallel in mehreren Datenbanken recherchiert werden.

3.2 Kriterien der Datenerhebung zur Auswahl geeigneter Studien

Die erhaltenen Studien wurden nach Relevanz sortiert und erstmalig aufgrund des Abstracts bewertet. Relevant waren Studien im Zeitraum von 1990-2011, welche sich näher mit der antihypertensiven Wirkung von Allium sativum beschäftigten. Eine

Ausnahme bildete die Studie von Block et al., die lediglich als Nebenstudie und zur Klärung anderer Wirkungen der Heilpflanze diente. Zur Untermauerung der eigenen Argumentation wurden auch Studien analysiert, welche sich auf andere Wirkungsweisen der Heilpflanze beziehen.

Des Weiteren sollten die Studien Erwachsene als Versuchspersonen aufweisen können, d.h. ab 18 Jahren. Es wurden absichtlich Studien mit eingeschlossen, welche eine kürzere Studiendauer, eine geringere Anzahl an Versuchspersonen, oder aber keine Kontrollgruppe aufwiesen, um Vergleiche im Bezug auf die Studienqualität führen zu können.

Gab der Abstract Aufschluss über die eindeutige Relevanz zur Forschungsfrage, so erhielt die Studie eine höhere Priorität und wurde in die eigene Studienarbeit eingeschlossen.

3.3 Kriterien der Datenerhebung zur Auswahl geeigneter Fachliteratur

Ebenso wie bei den Studien wurde die Fachliteratur nach Definitionen und Therapievorschlägen zur arteriellen Hypertonie durchsucht. Ältere Literatur wurde nur zu Vergleichzwecken bzw. der Darstellung des altertümlichen Glaubens verwendet.

Auch der Präsenzbestand lokaler Bibliotheken in München wurde nach geeigneter Fachliteratur analysiert.
Dabei sind folgende Monographien gefunden und für die Erstellung der Studienarbeit verwendet worden:

- Andreae, Susanne (2008): Lexikon der Krankheiten und Untersuchungen. [die 1000 wichtigsten Krankheiten und Untersuchungen] ; 85 Tabellen. 2., überarb. und erw. Stuttgart: Thieme.
- Bianchini, Francesco; Corbetta, Francesco; Pistoia, Marilena (1978): Der große Heilpflanzenatlas. München: BLV-Verl.-Ges.
- Braun, Hans (1987): Heilpflanzen-Lexikon für Ärzte und Apotheker. Anwendung, Wirkung und Toxikologie. 5., erw. Aufl. /. Stuttgart: Fischer.

- Hildebrandt, Helmut; Pschyrembel, Willibald (1998): Pschyrembel klinisches Wörterbuch. Mit 250 Tabellen. 258., neu bearb. Berlin: de Gruyter.
- Rogler, August (ca 1975): Kräutersegen. Ein Handbuch der Heilpflanzen. Wien: Cura Verlag.
- Willfort, Richard (1967): Gesundheit durch Heilkräuter. Erkennung, Wirkung u. Anwendung d. wichtigsten einheim. Heilpflanzen. 7., überarb. u. wesentl. erw. Neuaufl., 39. - 46. Tsd. Farbtaf.: Ludwig Schwarzer. Textzeichn.: Gisela Wegscheider u.a. Linz: Trauner.

4. Ergebnisse

Von insgesamt 35 Studien wurden 18 Hauptstudien ausgewertet, in denen die direkte Wirkung von Allium sativum auf die primäre arterielle Hypertonie beschrieben wurde.

Die 17 Nebenstudien gaben Aufschluss über die Wirkungsweise des Inhaltsstoffes oder untersuchten zumindest die Wirkung auf den Hypertonus als Nebenkriterium.

In insgesamt 11 Studien gab es neben der Behandlungs- auch eine Placebo-Gruppe. Demnach wurden in 7 Studien die Versuchspersonen nur in eine Behandlungsgruppe bzw. ohne Placebo-Gruppe eingeteilt. In 8 der 14 Studien waren alle Versuchspersonen an primärer arterieller Hypertonie erkrankt. Eine signifikante Wirkung von Allium sativum auf den arteriellen Hypertonus konnte in 13 von 18 Studien festgestellt werden.

Das Verhältnis zwischen analysierten Studien, entsprechend den Kategorien zugeordnet und einer nachgewiesenen, signifikanten Wirkung zeigte sich wie folgt:

Tab. 1: Verhältnis zwischen analysierten Studien und ihrer Wirkung.

Kategorie	insgesamt analysierte Studien	signifikante Wirkung in (Anzahl der Studien)
roher Knoblauch	3	2
Knoblauchöl	5	3
Knoblauchpulver	10	8

4.1 Wirkung des roh konsumierten Knoblauchs

Tab. 2: Aufstellung der als relevant eingestuften Studien zu roh konsumierten Knoblauch.

Studienname	Jahr	Anzahl VP	Studiendauer	Placebo- u. Behandlungs gruppe	nur Behandlungs- gruppe	signifikante Wirkung	alle VP Hypertoniker
Wild garlic has a greater effect than regular garlic on blood pressure and blood chemistries of rats (Preuss et al., 2001)	2001	30 & 90 Ratten	45 Tage	ja	nein	ja (SBP)	ja
Garlic, hypertension and patient education (Capraz et al., 2007)	2007	75	3 Mon	ja	nein	nein	ja
Frequency of complementary and alternative medicine utilization in hypertensive patients attending an urban tertiary care centre in Nigeria (Amira et al., 2007)	2007	225	3 Mon	nein	ja	ja	ja

VP = Versuchspersonen; Mon = Monate; SBP = Systolischer Blutdruck.

In 3 Hauptstudien wurde die Wirkung Allium sativums in Form von roh verzehrtem Knoblauch untersucht. Dabei wurden im Versuch in einer Studie Ratten als Individuum verwendet (Preuss et al., 2001). Hierbei zeigte sich eine signifikante Wirkung des Inhaltsstoffes auf den Blutdruck. Parallel dazu wurden in den beiden Humanstudien unterschiedliche Wirkungen beobachtet.

Der Zeitraum erstreckte sich von 2001 bis 2007.

Die Studiendauer variierte zwischen 45 Tagen und 3 Monaten.

In beiden Studien gab es nur eine Behandlungsgruppe. Der Verzehr von Knoblauch zeigte eine signifikante Reduktion des arteriellen Blutdruckes . Auch ist der Studie von Preuss et al. sowie Amira et al. gemein, dass alle Versuchspersonen Hypertoniker waren. Die arterielle Hypertonie wurde nach den Vorgaben der WHO von 1999 definiert, bei der ein systolischer Wert von 140 mm Hg und/oder diastolisch 90 mm Hg überschritten wird (vgl. WHO, 1999, S. 162).

Preuss et al. führten gleich 2 Studien durch und fassten diese zusammen. In der ersten wurde 30 Ratten 45 Tage lang Knoblauch in einer 1%-igen Diät zugefüttert, welche der menschlichen Einnahme von 0,6-0,8 g Allium sativum pro Tag entspricht. In einer folgenden Studie nutzten sie dieselbe Menge Knoblauch. Für das Experiment verwendete man 90 Ratten im Zeitraum von 30 Tagen.

Alle Ratten waren an einer spontan aufgetretenen arteriellen Hypertonie erkrankt. In beiden Studien von Preuss et al. wurde ein signifikanter Unterschied in den Blutdruckwerten zwischen der unbehandelten Kontrollgruppe und der mit Knoblauch gefütterten Behandlungsgruppe festgestellt (vgl. Preuss et al., 2001).

Tab. 3: Klinische Charakteristika der Hypertoniker aus der Gruppe der CAM-Konsumenten und -Nichtkonsumenten.

Characteristics	Overall population n = 225 (% or SD)	CAM users n = 88 (% or SD)	CAM non-users n = 137 (% or SD)	Test statistic*	P value
Initial systolic blood pressure mmHg	159.9 (25.4)	158.3 (24.8)	161.0 (25.8)	0.77	NS
Initial diastolic blood pressure mmHg	102.5 (17.4)	100.9 (15.6)	103.5 (18.4)	1.08	NS
Current systolic blood pressure mmHg	141.9 (23.4)	140.4 (22.1)	142.8 (24.3)	0.76	NS
Current diastolic blood pressure mmHg	89.2 (16.2)	87.7 (12.8)	90.1 (18.0)	1.07	NS
% compliant	148 (65.8)	57 (64.8%)	91 (66.4%)	0.06	NS
% Blood pressure controlled	89 (39.6)	35 (39.8%)	54 (39.4%)	0.00	NS

Quelle: Amira et al., 2007, S. 10.

Amira et al. führten hingegen keinen derartigen Versuch durch. Die Studienteilnehmer wurden hierbei über einen Fragebogen im Zeitraum von 3 Monaten interviewt. Mehrere Versuchspersonen nahmen Antihypertensiva in Mono- als auch in Kombinationstherapie gemäß der ärztlichen Verordnung weiterhin ein. Der Studie sind darüber keine Zahlen zu entnehmen, wie viele Versuchspersonen neben dem Knoblauchpräparat Therapeutika einnahmen und in welcher Dosierung Knoblauch für die Dauer der Studie konsumiert wurde. Als Ergebnis zeigte sich ein signifikanter Unterschied zwischen der Gruppe der CAM-Konsumenten, worunter 69,3% der Versuchspersonen Knoblauch einnahmen und der Nicht-Konsumenten. CAM steht in diesem Zusammenhang für "complementary and alternative medicine". Unter den CAM-Produkten wurden neben Knoblauch einheimische Kräuter (25%), Ingwer (23,9%), die bitteren Blätter der Pfanze Vernonia amygdalina (9,1%) sowie Aloe Vera (4,5%) konsumiert (Amira et al., 2007, S. 7).

Mit 75 Versuchspersonen führte Capraz et al. die Studie an Hypertonikern durch, von denen zum Teil bereits vor Studienbeginn ein langjähriger Knoblauchkonsum angegeben wurde. 4102 der insgesamt 7703 Versuchspersonen gaben an, Knoblauch zu konsumieren. Die Dosis des Knoblauchs entsprach 2,4 mg Allicin pro Tablette und wurde von den Studienteilnehmern der Behandlungsgruppe 1 in Tablettenform 12 mal täglich in Form eines Präparates namens Cirkulin® eingenommen. Die zweite Behandlungsgruppe zerkaute und aß eine Knoblauchzehe pro Tag. Eine dritte Gruppe bildete die Placebo-Gruppe.

In allen 3 Gruppen konnte kein signifikanter Unterschied bezüglich einer antihypertensiven Wirkung des Knoblauchs bzw. Placebos nachgewiesen werden. Die Blutdruckwerte wichen von ihrem ursprünglichen Wert, welcher bei über 140 mm Hg systolisch und/oder 90 mm Hg diastolisch lag, nicht ab (vgl. Capraz et al., 2007).

4.2 Wirkung von Knoblauchöl

Tab. 4: Aufstellung der als relevant eingestuften Studien zu Knoblauchöl.

Studienname	Jahr	Anzahl VP	Studiendauer	Placebo- u. Behandlungsgruppe	nur Behandlungsgruppe	signifikante Wirkung	alle VP Hypertoniker	Art
A randomized trial of the effects of garlic oil upon coronary heart disease risk factors in trained male runners (Zhang et al., 2000)	2000	27	16 Wo	ja	nein	nein	nein	Kps.
Effect of garlic supplementation on oxidized low density lipoproteins and lipid peroxidation in patients of essential hypertension (Dhawan&Jain, 2004)	2004	40	2 Mon.	nein	ja, Normo+Hyp	ja	nein	Perlen
Garlic supplementation prevents oxidative DNA damage in essential hypertension (Dhawan&Jain, 2005)	2005	40	2 Mon	nein	ja, Normo+Hyp	ja	nein	Perlen
Effects of short-term garlic supplementation on lipid metabolism and antioxidant status in hypertensive adults (Duda et al., 2008)	2008	70	30 Tage	nein	ja, nur Hyp	nein (gering)	ja	Kps.
Aged garlic extract (AGE) lowers blood pressure in patients with treated but uncontrolled hypertension: A randomised controlled trial (Ried et al., 2010)	2010	50	12 Wo	ja	nein	ja (SBP)	ja	Kps.

VP = Versuchspersonen; Wo = Wochen; Mon = Monate; Hyp = Hypertoniker; Normo = Normotoniker; Kps = Kapseln.

In den 5 vorliegenden Studien wurde Knoblauch in Form von Perlen oder Kapseln eingenommen.

In 3 Studien zeigte sich eine signifikante antihypertensive Wirkung. 3 Studien wiesen lediglich eine Behandlungsgruppe auf (Dhawan&Jain, 2004, 2005; Duda et al.,

2008). Die Studiendauer erstreckte sich von 2000 bis 2010 im Zeitraum von 30 Tagen bis 4 Monaten.

Die Versuchspersonen bestanden in 2 Studien nur aus Hypertonikern (Ried et al., 2010; Duda et al., 2008).

Tab. 5: Ergebnisse des systolischen und diastolischen Blutdrucks am Studienende.

Analysis	Week	Garlic group			Control group		
		n	Mean (SD) in mm Hg	Change to baseline within group in mm Hg	n	Mean (SD) in mm Hg	Change to baseline within group in mm Hg
SBP							
All participants	0	25	135.4 (14.1)		25	140.5 (14.7)	
(ITT)	4	25	133.2 (13.2)	−2.2	25	142.7 (17.0)	+2.2
	8	23	131.8 (11.7)	−3.6	23	139.1 (12.4)	−1.4
	12	23	136.2 (13.8)	+0.8	23	139.3 (12.6)	−1.2
	0–12						
All participants[b]	0	25	135.4 (14.1)		25	140.5 (14.7)	
	4	23	132.2 (12.0)	−3.2	25	142.7 (17.0)	+2.2
	8	21	130.6 (10.5)	−4.8	21	139.4 (12.2)	−1.1
	12	20	133.5 (11.5)	−1.9	22	139.8 (12.7)	−1.2
	0–12						
Subgroup[b]: BL ≥ 140 mm Hg	0	8	151.2 (7.7)		12	152.8 (9.3)	
	4	7	139.4 (9.0)	−11.8	12	154.9 (11.8)	+2.1
	8	7	131.7 (4.3)	−19.5	9	143.4 (5.2)	−9.4
	12	6	136.0 (8.0)	−15.2	10	145.4 (3.5)	−7.4
	0–12						
Subgroup[b]: BL < 140 mm Hg	0	17	128.0 (9.4)		13	129.2 (8.0)	
	4	16	129.1 (12.0)	+1.1	13	131.4 (12.9)	+2.2
	8	14	130.0 (12.6)	+2.0	12	136.4 (15.1)	+7.2
	12	14	132.4 (12.4)	+4.4	12	135.1 (13.5)	+5.9
	0–12						
DBP							
All participants[b]	0	25	74.0 (10.3)		25	76.4 (13.2)	
	4	23	72.5 (13.8)	−1.5	25	77.3 (12.6)	+0.9
	8	22	74.7 (11.6)	+0.7	23	76.6 (10.6)	+0.2
	12	20	75.5 (13.6)	+1.5	22	73.1 (10.8)	−3.3
	0–12						

Quelle: Ried et al., 2010, S. 147.

Bei Ried et al. handelte es sich um eine randomisierte Doppelblindstudie. Von insgesamt 50 Versuchspersonen nahmen 25 *Kyolic*® (Knoblauchöl-Kapseln) 4 mal am Tag über 12 Wochen ein. Dies entspricht einer Tagesdosis von 960 mg AGE® *(aged garlic extrakt)*, darin sind 2,4mg S-Allylcystein enthalten. Die Dosis ist äquivalent zu 2,5 g frischen Knoblauch am Tag. Von den Versuchspersonen nahmen zur medikamentösen Therapie 40% der Versuchspersonen ein Antihypertensivum, 26% zwei Antihypertensiva sowie 30% drei oder mehr Antihypertensiva während der Studie ein. Durch eine computergestützte Randomisierung wurden jeweils 25 Teilnehmer der Placebo-Gruppe sowie 25 Personen der Behandlungsgruppe zugewiesen. Signifikant war der Unterschied zwischen den Gruppen lediglich im systolischen Blutdruck der Patienten mit unkontrollierter Hypertonie festzustellen. Dieser wurde durch die Einnahme von Knoblauch um 10.2±4.3 mm Hg gegenüber dem Ausgangswert gesenkt (vgl. Ried et al., 2010).

In den beiden randomisierten Doppelblindstudien von Dhawan&Jain von 2004 und 2005 wurde durch die Einnahme von Knoblauch in Form von Knoblauchölperlen eine signifikante Wirkung auf den Hypertonus erzielt. Jede Perle enthielt 2,5% Knoblauchöl und 250 mg Wirkstoff. Die Tagesdosis lag bei 500 mg und wurde über 2 Monate eingenommen. Die 40 Studienteilnehmer bestanden aus Hypertonikern als auch aus gesunden Normotonikern. Die Zuteilung erfolgte in nur eine Behandlungsgruppe, wobei die Hypertoniker der Gruppe 1 sowie die Normotoniker der Gruppe 2 bemessen wurden. In beiden Gruppen befanden sich 20 Teilnehmer.

Tab. 6: Physikalische Charakteristika der Gruppe der Hypertoniker und Kontroll-Gruppe nach 8-wöchiger Einnahme von Knoblauchöl-Perlen.

	Baseline		8-week post-GP supplementation	
Characters	Group I ($n = 20$)	Group II ($n = 20$)	Group I ($n = 20$)	Group II ($n = 20$)
Blood pressure				
Systolic (mm Hg)	148 ± 12	130 ± 22	$140 \pm 16^*$	127 ± 17
Diastolic (mm Hg)	94 ± 15	76 ± 12	$85 \pm 23^*$	74 ± 20

*p < 0,05 im Vergleich zwischen Hypertoniker- (Gr. I) und Normotensiver Gruppe (Gr. II)
Quelle: Dhawan&Jain, 2004, S. 112.

Die Sicherstellung des Ergebnisses wurde durch die Abklärung erzielt, ob jede Versuchsperson ein Antihypertonikum einnimmt. Solche wurden aus der Studie ausgeschlossen. Als Resultat gelang eine deutliche Senkung des systolischen als auch diastolischen Blutdruckes. Der systolische Wert in der Gruppe der Hypertoniker sank von 148±12 mm Hg auf 140±16 mm Hg. Die Diastole zeigte eine Abnahme von 94±15 mm Hg auf 85±23 mm Hg. Die Autoren empfehlen schlussfolgernd, Knoblauch als diätetische Ergänzung bei arterieller Hypertonie anzuwenden (vgl. Dhawan&Jain, 2004/2005).

Tab. 7: Ergebnisse nach 16-wöchiger Behandlung (Studienende).

Variables	GO group (mean ± SE)	Placebo group (mean ± SE)	Effect of GO Mean (95% CI)	P
Pulse and blood pressure				
Pulse (beats/min)	2.0 ± 1.3	−0.9 ± 1.3	2.9 (−0.8 to 6.7)	0.12
Diastolic blood pressure (mmHg)	−3.8 ± 1.8	−1.2 ± 1.5	−2.6 (−7.4 to 2.2)	0.27
Systolic blood pressure (mmHg)	−3.5 ± 1.7	0.9 ± 2.6	−4.5 (−10.8 to 1.9)	0.16

Quelle: Zhang et al., 2001, S. 71.

Zhang et al. verwendeten in ihrer Studie Knoblauchölkapseln. Die Tagesdosis betrug 12,3 mg über 16 Wochen. Eine Kapsel enthielt 4,1 mg Knoblauchöl-Sulfide. 3 Kapseln am Tag wurden von den 27 männlichen Versuchspersonen eingenommen. Alle Versuchspersonen waren gesunde, trainierte Läufer und somit keine Hypertoniker. 14 Studienteilnehmer wurden der Behandlungsgruppe zugewiesen. Als Ergebnis der Einnahme des Knoblauchs konnte eine nur geringe Abnahme des systolischen Blutdruckes um durchschnittlich 4,5 mm Hg in der Behandlungsgruppe festgestellt werden. Daher ist der Unterschied zur Placebo-Gruppe nicht signifikant gewesen (vgl. Zhang et al., 2001).

Tab. 8: Wirkung der Phytotherapie auf den Blutdruck.

Parameter	Total n = 70		Women n = 38		Men n = 32	
	I	II	I	II	I	II
SBP (mmHg)	141 ± 26	140 ± 25.7	142 ± 23.3	139 ± 22.6	146 ± 28.7	148 ± 28.2
DBP (mmHg)	89 ± 12.3	88 ± 12.4	87 ± 10.8	84 ± 10.2	93 ± 14.4	92 ± 14.1

I vor Behandlung; II nach Phytotherapie
Quelle: Duda et al., 2008, S. 166.

Duda et al. verwendeten 2008 ebenfalls Knoblauchölkapseln. Alle Teilnehmer waren Hypertoniker und erfuhren 30 Tage lang die gleiche Behandlung. Die Tagesdosis lag bei 6 Kapseln, wovon 1 Kapsel jeweils 270 mg Knoblauchöl enthielt. Darin befanden sich 0,27 mg Allicin. Antihypertensiva wurden während der Studie weiterhin ohne Dosisänderung eingenommen. Zum Studienende wurde eine geringe, statistisch nicht signifikante Abnahme des arteriellen Hypertonus neben bedeutenden antioxidativen und lipidsenkenden Effekten beobachtet. Dennoch wurde eine Empfehlung des Präparates als zusätzliches Therapeutikum zur Standardtherapie mit Antihypertensiva ausgesprochen (vgl. Duda et al., 2008).

4.3 Wirkung von Knoblauchpulver

Tab. 9: Aufstellung der als relevant eingestuften Studien zu Knoblauchpulver. Sortiert nach Jahrgang.

Studienname	Jahr	Anzahl VP	Studiendauer	Placebo- u. Behandlungs gruppe	nur Behandlungs-gruppe	signifikante Wirkung	alle VP Hypertoniker	Art
Hypertonie und Hyperlipidämie: In leichteren Fällen hilft auch Knoblauch. Multizentrische placebokontrollierte Doppelblind-Studie zur lipid- und blutdrucksenkenden Wirkung eines Knoblauchpräparates (Auer et al., 1989)	1989	47	12 Wo	ja	nein	ja	ja	Pulver-Drg.
Effects of garlic powder tablets on blood lipids and blood pressure - the Danish multicentre Kwai study (Grunwald et al., 1992)	1992	45	4,5 Mon	nein	ja	ja (SBP)	23 davon	Pulver-Tbl.
Effect of garlic powder tablets on blood lipids and blood pressure - a six month placebo controlled, double-blind study (DeASantos&Grünwald, 1993)	1993	60	6 Mon	ja	nein	ja	k.A.	Pulver-Tbl.
peripheral arterial occlusive disease (Kiesewetter et al., 1993)	1993	64	12 Wo	ja	nein	ja	k.A.	Pulver-Tbl.
Can garlic lower blood pressure? A pilot study (McMahon&Vargas, 1993)	1993	9	14 h	nein	ja	ja	ja	Pulver-Tbl.
Effect of garlic powder and garlic oil preparations on blood lipids, blood pressure and well-being (DeASantos&Johns,1995)	1995	70	4 Mon	nein	ja, Öl+Pulver	ja (Pulver)	ja	Pulver + Öl
Garlic prevents hypertension induced by chronic inhibition of nitric oxide synthesis (Pedraza-Chaverrí et al., 1998)	1998	40 Ratten	8 Wo	ja	nein	ja	nein	Pulver
Effect of allicin from garlic powder on serum lipids and blood pressure in rats fed with a high cholesterol diet (Ali et al., 2000)	2000	30 Ratten	6 Wo	ja	nein	ja	nein	aufgelöstes Pulver
The effect of garlic tablet on plasma lipids and platelet aggregation in nulliparous pregnants at high risk of preeclampsia (Ziaei et al., 2001)	2001	100 Schwangere	8 Wo	ja	nein	nein	nein	Pulver-Tbl.
Effect of garlic (Allium sativum) powder tablets on serum lipids, blood pressure and arterial stiffness in normo-lipidaemic volunteers:a randomised, double-blind, placebo-controlled trial (Turner et al., 2004)	2004	62	12 Wo	ja	nein	nein	nein	Pulver-Tbl.

VP = Versuchspersonen; k.A. = keine Angaben in Studie; h = Stunden; Wo = Wochen; Mon = Monate; Drg = Dragees; Tbl. = Tabletten.

In den 10 vorliegenden Studien wurde Knoblauch in Form von Pulver, Pulver-Dragees oder in Wasser aufgelöst eingenommen.

In 8 Studien zeigte sich eine signifikante antihypertensive Wirkung, von denen 3 Studien lediglich eine Behandlungsgruppe, jedoch keine Placebo-Gruppe aufwiesen (Grunwald et al., 1992; DeASantos&Johns, 1995; McMahon&Vargas, 1993).

Die Studiendauer erstreckte sich von 1989 bis 2004 im Zeitraum von 14 Stunden bis 6 Monaten.

Die Versuchspersonen bestanden in 3 Studien lediglich aus Hypertonikern (Auer et al., 1989; DeASantos&Johns, 1995; McMahon&Vargas, 1993).

Auer et al. verwendeten in ihrer Studie Pulver-Dragees. Die 47 Versuchspersonen, von denen jeder an primärer arterieller Hypertonie erkrankt war, mussten 3 mal täglich 2 Dragees á 100 mg Knoblauchpulver des Produktes Kwai® einnehmen. Dies entspricht 1800 mg Frischknoblauch. Die Studie wurde durch 11 Allgemeinmediziner in deren Praxen durchgeführt. Maximal 2 weitere Medikamente wurden von 21 der 47 Versuchspersonen während der Studie außerdem eingenommen, darunter jedoch keine Antihypertensiva. Im 4-wöchigen Rhythmus wurde der Blutdruck innerhalb der Studiendauer von 12 Wochen gemessen.

Der diastolische Blutdruckwert lag im Liegen gemessen in der Behandlungsgruppe bei 13% unter dem Ausgangswert. Im Stehen waren es noch 12% darunter. Der Blutdruck wurde von durchschnittlich 102 mm Hg auf 89 mm Hg (liegend gemessen) in der knoblauchexponierten Gruppe signifikant gesenkt. Die Placebo-Gruppe wies im Liegen beim diastolischen Blutdruck eine Reduktion von 4 mm Hg zum Aus-gangswert auf, während sich im Stehen keine signifikante Wirkung zeigte.

Im systolischen Blutdruck ergab die Messung im Liegen ebenfalls bei der Behand-lungsgruppe eine Reduktion des Wertes um 11%. Im Gegensatz dazu war in der Placebo-Gruppe der Wert nur um 3% gesunken. Als Resultat wurde Allium sativum zum "nebenwirkungsfreie[n] [...] Phytotherapeutikum" erklärt (Auer et al., 1989, S. 208).

Grunwald et al. und Turner et al. verwendeten in ihren Untersuchungen Knoblauch in Form von Knoblauchpulvertabletten. In der Studie von Grunwald et al. wurden von den Versuchspersonen 3x2 Tabletten Knoblauchpulver über die Dauer von 4,5 Monaten eingenommen. Dies entsprach einer Tagesdosis von etwa 600 mg Knoblauchpulver, entsprechend 1,3% Alliin und 0,6% Allicin. 23 Versuchsteilnehmer hatten eine arterielle Hypertonie der primären Form, welche durch einen systolischen Wert über 95 mm Hg definiert wurde (vgl. Grunwald et al., 1992, S. 179). Mit Hilfe von 7 Ärzten, von denen die Studie durchgeführt wurde, konnte eine signifikante Reduktion des systolischen Blutdrucks um 7% sowie eine Senkung des diastolischen Wertes um 4% nach Blutdruckmessungen im Abstand von 6 Wochen festgestellt werden. Im Ergebnis wurde von den Forschern Knoblauch als wirksame Alternative zur Senkung kardiovaskulärer Erkrankungen aufgrund der signifikanten Senkung des arteriellen Hypertonus festgestellt (vgl. Grunwald et al., 1992).

Kiesewetter et al. führte über 12 Wochen eine Studie mit Knoblauchpulvertabletten an 64 Versuchspersonen durch. Der Behandlungs- sowie Placebo-Gruppe wurden jeweils 32 Personen durch Randomisierung zugewiesen. Nach 3 Wochen der „Washout"-Phase, in welcher alle Versuchspersonen ein Walking-Training absolvierten und somit von allen Schadstoffen wie Risikofaktoren, beispielsweise Nikotin, bereinigt werden sollten, begann die Behandlung mit Knoblauch (Kiesewetter et al., 1993, S. 384). Als Kontrollparameter des Walkings wurde das schmerzfreie Walken während einer stetigen Erhöhung der Distanz angesehen. Auch während der Einnahme einer Tagesdosis von 800 mg Knoblauch in der Behandlungsgruppe wurde ein kontinuierliches Training gemäß der Deutschen Gesellschaft für Gefäßsport in Form von 10-minütigen Lockerungsübungen, 20-minütigem Walking und 15-minütigen Gymnastikübungen 2 mal wöchentlich durchgeführt. Die Übungen waren speziell auf Patienten mit PAVK (Periphere arterielle Verschlusskrankheit), d.h. auf die Versuchspersonen mit PAVK im Stadium II, abgestimmt. Die Patienten nahmen keine Antihypertensiva ein. 75% aller Versuchspersonen waren Raucher, 19 waren adipös.

In den ersten 3 Wochen vor der Behandlung mit Knoblauch zeigten sich zwischen den Gruppen keine signifikanten Unterschiede im Blutdruck. Bereits 6 Wochen vor Studienende kam es jedoch zu wesentlichen Veränderungen.

In der Behandlungsgruppe beobachtete man eine signifikante Abnahme des diastolischen Blutdruckwertes von 84,7±13,7 mm Hg auf 81,7±12,1 mm Hg. Der systolische Wert blieb hingegen unverändert. Auch eine Zunahme der schmerzfreien Walking-Distanz um 28,5% konnte verzeichnet werden.

In der Placebo-Gruppe nahm die schmerzfreie Walking-Distanz um 18,1% zu. Der diastolische Blutdruck nahm unwesentlich von 83,3±11,0 mm Hg auf 81,7±11,0 mm Hg ab. Ebenso wie in der Behandlungsgruppe veränderte sich der systolische Blutdruck nicht.

Schlussfolgernd konnte man einen signifikanten Unterschied im diastolischen Blutdruck zwischen der Behandlungs- und Placebo-Gruppe feststellen (Kiesewetter et al., 1993).

DeASantos&Grünwald erforschten 1993 ebenso die Wirkung von Knoblauchpulvertabletten in einer randomisierten Doppelblindstudie an 60 Versuchspersonen über 6 Monate.

Von den Versuchsteilnehmern wurden jeweils 30 der Behandlungs- sowie 30 der Placebo-Gruppe durch Randomisierung zugeteilt. Die Forscher setzten bei dieser Studie auf die mögliche vorteilhafte Wirkung einer cholesterinarmen, fettreduzierten Diät, begleitend zur Einnahme des Knoblauchpräparates. Die Tagesdosis betrug 900 mg, entsprechend 1,3% Allicin. Es wurde darauf geachtet, dass keiner der Versuchsteilnehmer Antihypertensiva einnahm.

Zusätzlich zum Training und der Einnahme des Knoblauchpräparats wurde monatlich ein Fragebogen zum Wohlbefinden beantwortet. Die Bewertung erfolgte anhand einer 5-Punkte-Skala, welche von 1 (sehr gut) bis 4 (schlecht) reichte.

Während der Datenerhebungen wurden mehrere Versuchspersonen aus unterschiedlichen Gründen, z.B. wegen mangelnder Compliance, von der Studie ausgeschlossen, sodass gegen Ende 27 Teilnehmer der Placebo-Gruppe und 25 der Behandlungsgruppe zugeordnet waren.

Abb. 3: Systolischer Blutdruck während der 6-monatigen Therapie mit Knoblauchpulver-tabletten vs. Placebo.

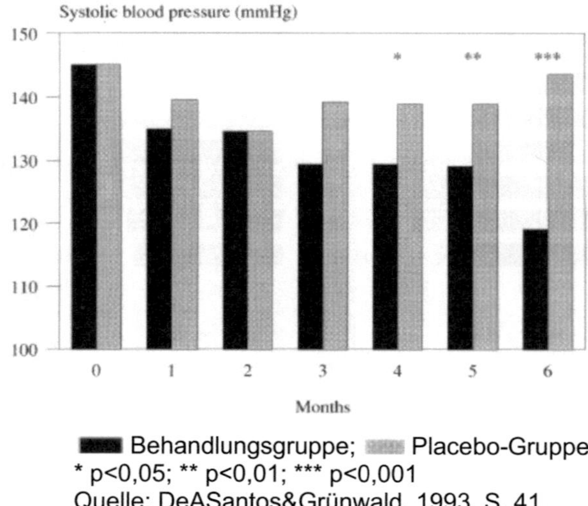

Behandlungsgruppe; Placebo-Gruppe
* p<0,05; ** p<0,01; *** p<0,001
Quelle: DeASantos&Grünwald, 1993, S. 41.

Abb. 4: Diastolischer Blutdruck während der 6-monatigen Therapie mit Knoblauchpulver-tabletten vs. Placebo.

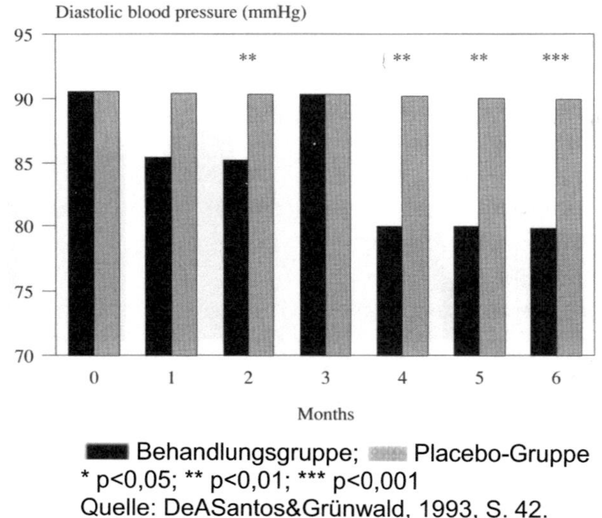

Behandlungsgruppe; Placebo-Gruppe
* p<0,05; ** p<0,01; *** p<0,001
Quelle: DeASantos&Grünwald, 1993, S. 42.

Während in der Placebo-Gruppe keine Veränderung im systolischen Blutdruck zu erkennen war, konnte bei de Behandlungsgruppe ein signifikanter Unterschied von 17% festgestellt werden. Der Wert war zum Zeitpunkt der ersten Datenerhebung bei ca. 145 mm Hg und wurde bis auf 120 mm Hg gesenkt.

Im diastolischen Blutdruck zeigte die Placebo-Gruppe ebenso keine signifikante Veränderung. Hingegen senkte sich der Blutdruck der Behandlungsgruppe signifikant von 90 mm Hg auf 80 mm Hg, d.h. um 11 %. Auch das Wohlbefinden erfuhr in dieser Gruppe eine Steigerung um 20%. Ein signifikanter Unterschied zwischen den Gruppen konnte bereits ab dem 3. Monat im Rahmen der monatlichen Blutdruckmessung festgestellt werden. Waren im zweiten Monat annähernd gleiche systolische Werte in den Gruppen von ca. 135 mm Hg systolisch zu messen, so konnte ab dem dritten Monat eine dauerhafte Reduktion des systolischen Blutdrucks in der Behandlungsgruppe verzeichnet werden. Er lag in der Behandlungsgruppe in diesem Monat bereits bei ca. 130 mm Hg, in der Placebo-Gruppe hingegen bei ca. 138 mm Hg.

Als Schlussfolgerung zogen die Forscher das Fazit, dass die Einnahme von Knoblauch zusammen mit einer hier angewandten Diät deutlich den Blutdruck, aber auch das Gesamtcholesterin signifikant senken kann (vgl. DeASantos&Grünwald, 1993, S. 44).

In einer kleineren Studie von McMahon&Vargas wurde ein Präparat namens *Kwai*[®], ebenfalls in Form von Knoblauchtabletten, an 9 Patienten mit arterieller Hypertonie untersucht. Davon nahmen 7 Frauen und 2 Männer an der Studie teil. Die Hypertonie wurde hierbei definiert durch eine dauerhafte Überschreitung des diastolischen Blutdrucks von 115 mm Hg. Eine Einmalgabe von 2400 mg, entsprechend 1,3% Allicin, wurde den Studienteilnehmern verabreicht. Die Blutdruckmessung erfolgte nach 15, 30, 60 und 90 Minuten sowie 3, 4, 5, 6, 7, 8, 10, 12, 14, 16, 20 und 24 Stunden nach der Einnahme. Zusätzlich wurde mit einem weiteren digitalen Gerät im 8-Stunden-Takt gemessen.

Im Ergebnis zeigten sich 5 bis 14 Stunden nach Behandlungsbeginn statistisch signifikante Ergebnisse im diastolischen Blutdruck. Nach 5 Stunden lag der systolische Blutdruck bei ca. 105 mm Hg, nach 10 Stunden bei ca. 107 mm Hg und nach 14 Stunden noch immer unter dem Ausgangswert von ca. 128 mm Hg, d.h. bei ca. 110 mm Hg.

Demnach wurde Allium sativum bei Patienten mit Hypertonie im Stadium 1 als geschätztes Alternativpräparat zur Behandlung der arteriellen Hypertonie angesehen (McMahon&Vargas, 1993).

Tab. 10: Wirkung von Knoblauchpulvertabletten vs. Placebo-Tabletten im Zeitraum von 12 Wochen auf den arteriellen Blutdruck.

		Garlic (*n* 30)		Placebo (*n* 32)		Statistical significance of effect: *P* (garlic *v.* placebo)
		Median	Interquartile range	Median	Interquartile range	
Systolic blood pressure (mmHg)	Before	111·0	106·0–121·8‡‡	115·0	104·9–128·5§§	0·44
	After	114·0	106·5–123·3‡‡	119·0	109·0–131·0§§	0·20
	Change‖	2·0	−1·0–7·5‡‡	3·0	−4·4–5·5§§	0·90
Diastolic blood pressure (mmHg)	Before	73·5	68·3–78·5‡‡	74·5	69·9–80·6§§	0·56
	After	72·5	69·5–81·8‡‡	77·0	71·9–82·9§§	0·27
	Change¶	0·0	−2·3–3·3‡‡	0·5	−1·6–3·6§§	0·73

‡‡ n 29; §§ n 30, ‖ P=0·09 und P=0·21 für Knoblauch und Placebo; ¶ P=0·49 und P=0·30 für Knoblauch und Placebo
Quelle: Turner et al., 2004, S. 704.

In einer neueren Studie von Turner et al. erhielten 62 gesunde Versuchspersonen in einer randomisierten Doppelblindstudie Knoblauchpulvertabletten mit 10,8 mg Alliin, entsprechend 3 Knoblauchzehen über 12 Wochen. Als Resultat zeigte sich sowohl in der Behandlungs- als auch in der Placebo-Gruppe keine signifikante Wirkung bezüglich der Einnahme von Knoblauch auf den arteriellen Hypertonus (vgl. Turner et al., 2004).

In einer randomisierten Studie von Ziaei et al., welche eine Placebo-Gruppe einschloss, nahmen 50 schwangere, gesunde Frauen in einer Behandlungsgruppe eine tägliche Dosis von 2 mal 400 mg Knoblauch in Form von Tabletten ein. Eine Knoblauchpulvertablette entsprach 1000 µg Allicin. Die Placebo-Gruppe wies ebenfalls 50 schwangere, gesunde Versuchspersonen im dritten Trimester auf. Die Behandlung erfolgte während der 28. bis 32. Schwangerschaftswoche. Die Blutdruckmessungen gingen über den Behandlungszeitraum von 8 Wochen hinaus bis zur 40. Schwangerschaftswoche.

Tab. 11: Wirkung von Knoblauch- und Placebotabletten auf den Blutdruck der Patienten.

	Experimental (*n* = 50)		*P* (within group)	Control (*n* = 50)		*P* (within group)	*P* (between groups)
	After the treatment	Before the treatment		After the treatment	Before the treatment		
Mean systolic BP (mm Hg)	112.59 ± 7.78	112.34 ± 13.55	0.871	112.46 ± 12.61	111.76 ± 14.32	0.693	0.836
Mean diastolic BP (mm Hg)	69.70 ± 8.94	69.40 ± 13.07	0.853	67.60 ± 9.90	69.82 ± 11.55	0.132	0.865
Mean arterial BP (mm Hg)	83.99 ± 7.89	83.71 ± 12.31	0.840	82.55 ± 10.13	83.80 ± 11.83	0.375	0.971

Quelle: Ziaei et al., 2001, S. 203.

Wie der Tabelle zu entnehmen ist, zeigte sich bezüglich des Blutdrucks der Versuchspersonen keine signifikante Wirkung. In der Behandlungsgruppe blieb der systolische Blutdruck der Behandlungsgruppe bei ca. 112 mm Hg vor als auch nach der Einnahme von Allium sativum. Die Placebo-Gruppe zeigte ebenfalls keine signifikante Veränderung auf (vgl. Ziaei et al., 2001).

DeASantos&Johns teilten 70 Versuchspersonen in 2 Behandlungsgruppen ein: 36 hypertensive Patienten erhielten *Kwai*® in Form von Knoblauchpulver mit einer Tagesdosis von 600 mg, entsprechend 1,3% Alliin und 0,6% Allicin. Die zweite Gruppe erhielt Knoblauchöl-Kapseln (*Höfels Original Garlic Oil Capsules*®), welche kein Alliin oder reines Allicin, dafür jedoch sekundäre Allicin-Produkte (Diallylsulfide) enthielten. Die Präparate wurden 3 mal täglich über 4 Monate eingenommen.

Tab. 12: Systolische Blutdruckwerte. Eine signifikante Senkung wurde nur in der Knoblauchpulver- Gruppe gefunden.

	Baseline	4 weeks	8 weeks	12 weeks	16 weeks	% change
Kwai	151	138	131	128	124	-19%
n	36	36	36	36	36	
Mean ± sem	± 4	± 3	± 3	± 3	± 2	
p <	–	0.001	0.001	0.001	0.001	–
Höfels	138	138	138	138	138	–
n	34	34	34	34	34	
Mean ± sem	± 3	± 3	± 3	± 3	± 3	
p <	–	ns	ns	ns	ns	–
Group difference (p <)	0.01	ns	ns	ns	0.001	–

ns - nicht signifikant
Quelle: DeASantos&Johns, 1995, S. 96.

Tab. 13: Diastolische Blutdruckwerte. Eine signifikante Senkung um 17% wurde nur in der mit Knoblauchpulver (Kwai®) behandelten Gruppe gefunden.

	Baseline	4 weeks	8 weeks	12 weeks	16 weeks	% change
Kwai	96	85	82	80	79	-17%
n	36	36	36	36	36	
Mean ± sem	± 2	± 2	± 2	± 2	± 1	
p <	–	0.001	0.001	0.001	0.001	–
Höfels	88	88	87	87	86	–
n	34	34	34	34	34	
Mean ± sem	± 1	± 1	± 1	± 2	± 2	
p <	–	ns	ns	ns	ns	–
Group difference (p <)	0.01	–	0.05	0.01	0.001	–

ns - nicht signifikant
Quelle: DeASantos&Johns, 1995, S. 97.

Es zeigte sich am Ende der Studie eine statistisch signifikante antihypertensive Wirkung in der Knoblauchpulvergruppe, wobei der systolische Blutdruck von durchschnittlich 151 mm Hg auf 124 mm Hg gesenkt wurde. Der diastolische Wert reduzierte sich von 96 mm Hg auf 79 mm Hg. Die Knoblauchölgruppe wies hingegen keine klinisch relevanten Veränderung im Blutdruck auf.

Auch das Wohlbefinden wurde mit einer Skala von 1 (sehr gut) bis 4 (schlecht) durch die Versuchspersonen bewertet. Hier zeigte sich ebenso in der Knoblauchpulvergruppe eine deutliche Steigerung von 3,1 zu 1,9.

Aufgrund dieser positiven Ergebnisse wurde eine tägliche Dosis von 600-900 mg Knoblauchpulver empfohlen. Allium sativum erwies hierbei vielversprechende Ergebnisse in der Cholesterin- und Blutdrucksenkung (vgl. DeASantos&Johns, 1995, S. 99).

In der Studie von Pedraza-Chaverrí et al. wurden 40 gesunde, männliche Ratten als Versuchstiere verwendet, bei denen durch die Gabe von *L-NAME®* (NO-Nitro-L-Arginin-Methyl-Ester) eine arterielle Hypertonie ausgelöst wurde. L-NAME® führt zur verminderten Produktion des potenten Vasodilatators NO (Stickstoffmonooxid). NO wird aus L-Arginin über NO-Synthase gebildet. Dieses Synthase-Enzym wird durch *L-NAME®* irreversibel inhibiert. Die NO-Produktion kann durch L-Arginin-Analogika wie *L-NAME®* gehemmt werden. Daher führt die Gabe des Präparats zu einer arteriellen Hypertonie (vgl. Pedraza-Chaverrí et al., 1998, S. 75).

Alle Versuchstiere erhielten Diätfutter. Die Einteilung erfolgte in 4 Gruppen: die Kontrollgruppe erhielt lediglich Diätfutter, einer anderen wurde *L-NAME®* oral verabreicht. Die dritte Gruppe erhielt zur Diät zusätzlich Knoblauch in getrockneter, pulverisierter Form. In der letzten wurden Diät, Knoblauch und *L-NAME*® vereint.

Nach 2 Wochen langer Fütterung der Standarddiät bei 20 Ratten und zusätzlicher Gabe von Knoblauch in den Behandlungsgruppen wurde die Einteilung wie folgt vorgenommen:

- Kontrollgruppe: 20 Ratten

  -> Diät-Gruppe (nur Standard-Diät): 10 Ratten

  -> *L-NAME*®-Gruppe (Diät+*L-NAME*®): 10 Ratten

- Behandlungsgruppe: 20 Ratten

  -> Knoblauch-Gruppe (Diät+Knoblauch): 10 Ratten

  -> Knoblauch+*L-NAME*®-Gruppe

  (Diät+Knoblauch+*L-NAME*®): 10 Ratten

Der Behandlungsgruppe wurde für 8 Wochen *L-NAME*® zugeführt.

Die Messung des systolischen Blutdrucks erfolgte mit einer passenden Schwanzmanschette bei jedem Versuchstier nach der 2-wöchigen Fütterung und schließlich wöchentlich in der 1. bis 4. Woche nach *L-NAME*®-Gabe.

Tab. 14: Systolischer Blutdruck nach 4-wöchiger Behandlung.

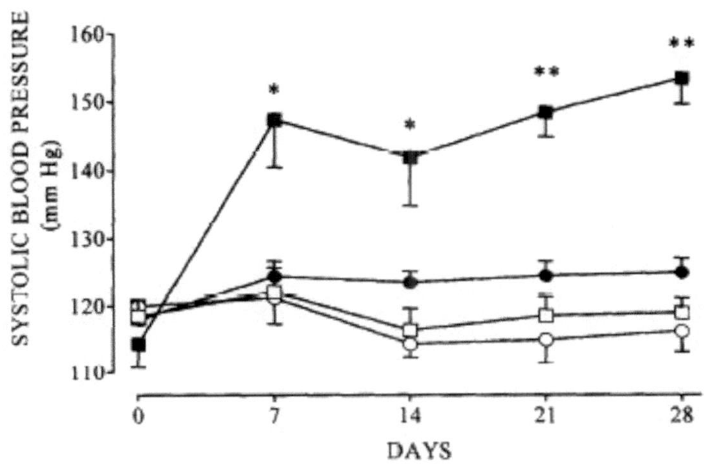

□ Kontroll-Gruppe; ■ L-NAME®-Gruppe; ○ Knoblauch-Gruppe; ● Knoblauch+*L-NAME*®-Gruppe;
* p<0,01; ** p<0,001.
Quelle: Pedraza-Chaverrí et al., 1998, S. 73.

In den Ergebnissen der Studie zeigte sich, dass eine arterielle Hypertonie in den Kontrollgruppen ausgelöst wurde, nicht jedoch in den mit Knoblauch gefütterten Behandlungsgruppen. Dort blieb der Blutdruck im Verhältnis gleichmäßig.

Während in der L-NAME®-Gruppe der systolische Wert im Maximum bei ca. 150 mm Hg lag, war er in der Knoblauch+*L-NAME*®-Gruppe bei maximal ca. 125 mm Hg zu beobachten.

Angenommen wurde daher eine antagonisierende Wirkung des Knoblauchs auf L-NAME®, sodass keine arterielle Hypertonie durch dessen Gabe zustande kommen kann (vgl. Pedraza-Chaverrí et al., 1998, S. 71).

In einer späteren Studie führten Ali et al. ebenfalls ein Experiment mit Ratten durch. Alle 30 Versuchstiere waren gesund. Die Einteilung erfolgte in 3 Gruppen:

Die Kontrollgruppe erhielt lediglich ein diätetisches Futtermittel ohne Zusatz. Der zweiten Gruppe wurde eine 2%-ige, mit Cholesterin angereicherte Diät zugeführt. Die dritte Gruppe erhielt dieselbe cholesterinreiche Diät, zusätzlich jedoch auch Knoblauchpulver, welches in Wasser aufgelöst wurde. Die Menge des Knoblauchs wurde über das Körpergewicht berechnet: 50 mg/kg Körpergewicht, wobei die Ratten ein Gewicht von 250-280 g aufwiesen.

Nach einer Behandlungsdauer von 6 Wochen wurde der systolische Blutdruck am Schwanz durch eine passende Schwanzmanschette gemessen. In der Knoblauchgruppe zeigte sich im Ergebnis eine signifikante Reduktion des Hypertonus um 35% gegenüber der Gruppe mit Cholesterin angereicherter Diät (vgl. Ali et al., 2000).

5. Diskussion

5.1 Vergleich der Ergebnisse der ausgewählten Studien

Um die Ergebnisse besser vergleichen zu können, werden die Studien noch einmal nach ihrer Thematik bzw. Applikationsform gegliedert.

Die Zeitdauer der ausgewählten Studien lag zwischen 14 Stunden (vgl. McMahon & Vargas, 1993) und 6 Monaten (vgl. DeASantos&Grünwald, 1993).

5.1.1 Studien über roh konsumierten Knoblauch

In beiden Studien von Preuss et al. wurden Ratten zur Analyse der Wirkung von Allium sativum verwendet. Aufgrund mangelnder Daten, wie dem Fehlen der Ausgangswerte des Blutdrucks vor der Behandlung, lässt sich nur schwer nachvollziehen, wie repräsentativ das Ergebnis der Studie ist und vor allem, ob die signifikante Wirkung des Knoblauchs ebenso im humanen Studienversuch gelingt. Der systolische Blutdruck wurde in den Ratten signifikant auf 175±1.2 mm Hg gesenkt. Um wie viel mm Hg der Blutdruck jedoch sank, geht aus den Daten nicht hervor.

Die Studie von Preuss et al. ist jedoch die einzige, welche die Wirkung von roh verzehrtem Knoblauch auf den Hypertonus bei Ratten beschreibt.

In den Forschungsarbeiten von Amira et al. wurden hingegen 225 Versuchspersonen mit arterieller Hypertonie untersucht. Alle Teilnehmer nahmen CAM-Produkte ein, darunter auch Knoblauch.

Die Datenerhebung erfolgte mittels eines Fragebogens in einer Klinik in Lagos, Nigeria. Es wurden aus diesem Grunde nur jene Versuchspersonen statistisch erfasst, welche zum einen in Nigeria bzw. der Nähe der Klinik wohnen, zum anderen eben auch nur in dieser Klinik betreut wurden. Das Ergebnis der Forschung, dass CAM-Produkte wie Knoblauch eine statistisch signifikante Wirkung auf den Hypertonus zeigen, kann bestenfalls für die Region Nigeria als gültig angesehen werden. In Deutschland können andere Variablen eine Rolle spielen, beispielsweise das Ernährungsverhalten (vgl. Ried et al., 2008, S. 9). Denn auch bei fetthaltiger Nahrung, wie sie oft in Deutschland und anderen Ländern verzehrt wird (vgl. Deutsche Gesellschaft für Ernährung, 2008), kommen Risikofaktoren hinzu, welche die Wirkungs-

weise von Allium sativum beeinflussen können. Nahrungsmittelverzehr und Essge-
wohnheiten können stark interkulturell variieren und somit eine andere Wirkung auf
den Organismus ausüben (vgl. Trepanowski&Bloomer, 2010, S. 57).

Ernährung kann die Kinetik und damit auch die Bioverfügbarkeit und Wirkungsweise
von Arzneimitteln beeinflussen (vgl. Biesalski et al., 2010, S. 943).

Hinzu kommt, dass eine hohe Zahl der Versuchspersonen, welche den Daten nicht
zu entnehmen ist, während der Studie weiterhin eine Behandlung mit Antihypertensiva erfuhr.

Die Gruppeneinteilung erfolgte nicht randomisiert, sondern über das Einkommen. So
wurden z.B. alle Versuchspersonen mit einem Einkommen von ≤1$ in dieselbe
Gruppe eingeteilt. Dies erscheint wenig sinnvoll. Menschen mit niedrigem Einkommen weisen meist auch eine erhöhte Anfälligkeit für Krankheiten auf (vgl. Karlsson et
al., 2010). Diese Teilnehmer in einer Gruppe zu vereinigen bedeutet, dass die
Störvariable der Anfälligkeit nicht kontrolliert wird. Nur durch die Verteilung der
Versuchspersonen können auch unbekannte Störvariablen erfolgreich kontrolliert
werden (vgl. Trimmel, 2009, S. 77).

Auch die Gruppe aller CAM-Konsumenten stand den Nicht-Konsumenten in keinem
vertretbarem Verhältnis gegenüber: n=88 (CAM) : n=137 (Non-CAM). Sieht man die
Gruppe der Nicht-Konsumenten als Placebo-Gruppe an, so steht diese der Behandlungsgruppe in keinem für die Forschung typischen Verhältnis, der möglichst glei-
chen Anzahl der Versuchspersonen in Placebo- und Behandlungsgruppe, gegenüber
(vgl. Schuhmacher&Schulgen 2007, S.189; Trimmel 2009, S. 77).
Dennoch zeigte sich eine signifikante antihypertensive Wirkung des Knoblauchs.

Ebenso kritisch ist die Studie von Capraz et al. zu betrachten. Zum Teil konsumierten
Studienteilnehmer bereits vor Beginn der Forschungsarbeit Knoblauchpräparate.
Trotz randomisierter Zuteilung zu den Behandlungsgruppen kann ein verzerrtes
Ergebnis entstehen. Da die Wirkung des Knoblauchs, wie in den analysierten Studien gezeigt wurde, nach wenigen Stunden einsetzen kann (vgl. McMahon&Vargas,
1993) und bereits vor Studienbeginn die vorzeitige Einnahme des Knoblauchs
erfolgte, kann es zu starken Verzerrungen im Ergebnis kommen.

Während der Literaturrecherche wurden keine Studien mit einer Dauer von über 6 Monaten ausfindig gemacht. Daher ist nicht auszuschließen, dass ein etwaiger Effekt von Allium sativum nur für eine begrenzte Zeit anhält, der menschliche Organismus sozusagen einen *Gewöhnungseffekt* entwickelt. Es ist wissenschaftlich nachgewiesen worden, dass dieser ebenso bei Arzneimitteln auf pflanzlicher wie auch auf chemischer Basis entstehen kann (vgl. Fintelmann, 2007, S. 253).

Auch wurde in der Studie erwähnt, dass vorwiegend ältere Patienten vor Studienbeginn Knoblauch einnahmen. Hierbei darf nicht unberücksichtigt bleiben, dass sich im Alter die Pharmakodynamik ändert und das Alliin bzw. Allicin eine andere Wirkung, auch in verschiedenen Dosierungen, haben kann als bei jüngeren Patienten. Pharmaka können im Alter in ihrer Wirkung abgeschwächt oder aber verstärkt werden (vgl. Wehling, 2011, S. 665). Die Pharmakodynamik und vielmehr die Pharmakokinetik ändern sich (vgl. Wehling, 2011, S. 665). Durch Veränderungen im Gastrointestinaltrakt kann die Resorption des Wirkstoffes beeinträchtigt sein (vgl. Aktories et al. 2009, S. 77; Mutschler et al. 2008, S. 58).

Die Änderung des Verteilungsvolumens im Alter, hervorgerufen durch veränderte Körperzusammensetzung wie relative Zunahme des Fettgewebeanteils und Abnahme der Muskelmasse, spielt ebenso eine entscheidende Rolle bei der Wirkungsweise eines Arzneimittels (vgl. Aktories et al. 2009, S. 77; Mutschler et al. 2008, S. 58-59). Die Verteilung scheint bei jüngeren gegenüber älteren Patienten deutlich verändert zu sein (vgl. Wehling, 2011, S. 665).

Nach 3 Monaten zeigte sich schließlich im Ergebnis der Studie keine signifikante Wirkung auf den Blutdruck.

5.1.2 Studien über Knoblauchöl

Zhang et al. führten ihre Studie an 27 gesunden Läufern durch. Die Männer waren im Alter von durchschnittlich 28,8 Jahren und keiner litt an chronischen Erkrankungen bzw. arterieller Hypertonie. Als Ergebnis konnte kein statistisch signifikanter Effekt von Allium sativum auf den Blutdruck festgestellt werden, obwohl der systolische Blutdruck um 4,5 mm Hg sank.

Auch bei dieser Studie ist das Ergebnis nicht auf die Allgemeinheit bzw. Patienten mit arterieller Hypertonie übertragbar, da diese anders konstituiert und oft durch

(Multi-) Morbidität vorbelastet sind (vgl. Renteln-Kruse 2001, S. 1/10; Kuhlmey 2011, S. 915).

Dhawan&Jain (2004/2005) ließen ihre Versuchspersonen 12 Stunden vor Erhebung der Basisdaten fasten. Es waren gesunde als auch an Hypertonie erkrankte Teilnehmer vertreten. Obwohl zum Zeitpunkt der ersten Datenerhebung der durchschnittliche systolische Blutdruck in der Behandlungsgruppe mit 148±12 mm Hg deutlich höher lag als jener in der Placebo-Gruppe mit 130±22 mm Hg, konnte doch eine deutliche Senkung des Blutdrucks durch die Knoblauchölperlen mit einer Tagesdosis von 500 mg erreicht werden.

Eine interessante Frage wäre, ob durch das Fasten der Körper bereits sensibilisiert wurde und daher Nährstoffe als auch pflanzliche Wirkstoffe besser resorbiert werden können. Ein vielfältiger Effekt des Fastens wurde bereits in einer Studie von Trepanowski&Bloomer untersucht, bei der sich unter anderem der Insulinspiegel und Blutdruck durch das Fasten änderte (vgl. Trepanowski&Bloomer, 2010, S. 64).

Knoblauchölkapseln wurden mit einer Tagesdosis von 810 mg, entsprechend 0,81 mg Allicin, bei Duda et al. zusätzlich zur Einnahme von Antihypertensiva konsumiert. Hierin lässt sich bereits vermuten, dass die Wirkung des Knoblauchöls durch die Standardtherapie der Hypertonie eingeschränkt werden könnte.

Schließlich wirken manche Antihypertensiva auf die gleiche Weise wie Allium sativum. Diuretika und Calcium-Antagonisten wirken vasodilatierend (vgl. Mutschler 2008, S. 543; Siegel et al. 1999, S. 217). Knoblauch zeigt ebenfalls eine gefäßerweiternde Eigenschaft auf, wodurch der Blutdruck gesenkt werden kann (vgl. Dhawan & Jain 2004, S. 113; Hildebrandt 1998, S. 1506; Duda et al. 2008, S. 167; Grunwald et al. 1992, S. 184).

Der antihypertensive Effekt des Knoblauchs scheint für Ried et al. äquivalent zu dem der Antihypertensiva zu sein. Ihren Aussagen nach ist die Wirkung von Knoblauch vergleichbar mit Antihypertensiva der Standardtherapie: Beta-Blocker senken um 5 mm Hg systolisch, ACE-Hemmer um 8 mm Hg systolisch und Angiotensin-2-Rezeptor-Agonisten um 10,3 mm Hg diastolisch den Blutdruck (vgl. Ried et al., 2008, S. 20).

Trotz der verhältnismäßig hohen Tagesdosis (vgl. Dhawan&Jain, 2004/2005) sind die Autoren der Ansicht, eine höhere Dosis hätte den gewünschten antihypertensiven Effekt erzielt. Die statistisch signifikante Wirkung zeigte sich hier nur sehr schwach.

Eine unbedeutende Abnahme des systolischen Blutdrucks um 3 mm Hg wurde bei den Frauen, nicht aber bei den Männern der Behandlungsgruppe beobachtet.

Die Dauer der Studie betrug 30 Tage, sodass eine längerfristige Studie bessere Ergebnisse erzielen müsste (vgl. Ried et al., 2008, S. 20). Dieser Ansicht sind auch die Autoren. Dennoch wird aufgrund der Ergebnisse Knoblauchöl als geeignetes Zusatzpräparat zur Behandlung der arteriellen Hypertonie empfohlen.

Ebenso wurden bei Ried et al. (2010) zur Standardtherapie der Hypertonie Knoblauchkapseln an 50 Hypertonikern angewandt. Die Tagesdosis betrug 960 mg, entsprechend 2,4 mg S-Allylcystein.

Mit einer umfangreichen Placebo-Gruppe von 50 Versuchspersonen gelang Ried et al. eine gut angelegte Studie. In der Behandlungsgruppe konnte eine statistisch signifikante Senkung des systolischen wie auch diastolischen Blutdrucks um ca. 4,3 mm Hg erreicht werden. Bei Versuchspersonen mit einem Blutdruck zu Studienbeginn von ≤140 mm Hg konnte keine Wirkung beobachtet werden.

Um mögliche Störvariablen auszublenden, wurde vor Studienbeginn eine umfangreiche Eigen- und Familienanamnese durchgeführt.

Der Studienort war Südaustralien, sodass auch diese Ergebnisse aufgrund der Ernährungs- und sozialen Situation kritisch betrachtet werden müssen, wie es auch bei der Studie in Nigeria (vgl. Amira et al., 2007) der Fall ist (vgl. Trepanowski & Bloomer, 2010, S. 57).

5.1.3 Studien über Knoblauchpulver

In einer Studie von Auer et al. zum *Kwai*®-Präparat nahmen 47 Versuchspersonen Pulver-Dragees mit einer Tagesdosis von 600 mg Knoblauchpulver, entsprechend 1800 mg Frischknoblauch, zu sich. Die Versuchspersonen wurden randomisiert den Behandlungsgruppen zugeteilt. Das Geschlecht und die Anzahl der Personen war ungefähr gleich groß in beiden Gruppen vertreten. 21 der 47 Patienten nahmen neben dem Knoblauchpräparat zusätzlich 27 weitere Medikamente ein, jedoch nie mehr als 2 Medikamente pro Patient. Auch wurden 28 Nebendiagnosen festgestellt, die von den Forschern jedoch als irrelevant in Bezug auf die Studie eingestuft wurden. In welcher Art und Weise diese Einstufung vorgenommen wurde, ist im Studienbericht nicht deklariert. Die Datenerhebung und Betreuung der Teilnehmer wurde in 11 Praxen von Allgemeinmedizinern durchgeführt. Hier lässt sich anmerken, dass die Kompetenz der Allgemeinärzte in Untersuchung und Behandlung, nicht aber in statistisch auszuwertenden Studien liegt. Allgemeinärzte, vor allem schon lang praktizierende, sind eben keine unvoreingenommenen Forscher.

Allgemeinmediziner sind vielmehr auf das Patientenwohl orientiert als der reine Wissenschaftler auf das Ergebnis. Diese andere Sichtweise könnte daher das Studienergebnis beeinflussen (vgl. Abholz, 2007, S. 85-86).

Die erhobenen Daten wurden zur statistischen Auswertung dem Institut für Angewandte Mathematik und Informatik (gmi, München) übermittelt.

Es fehlt in der Studie auch die Art der Blutdruckmessung. Mit welchem Gerät, ob sie manuell oder digital gemessen und von wem die Messung durchgeführt wurde, wird nicht beschrieben. Die Dauer der Studie betrug nur 12 Wochen, die im Vergleich mit neueren Studien gering erscheint (vgl. Ried et al., 2008, S. 20). Dennoch konnte eine statistisch signifikante antihypertensive Wirkung festgestellt werden. Der diastolische Blutdruck im Liegen sank durch die Einnahme des Präparates beispielsweise von 102 mm Hg auf 89 mm Hg nach 12 Wochen (vgl. Auer et al., 1989, S. 207).

In einer deutlich längerfristig angelegten Studie von Grunwald et al. nahmen 45 Versuchspersonen eine Tagesdosis von 600 mg Knoblauchpulver, entsprechend 1,3% Alliin und 0,6% Allicin über einen Zeitraum von 4,5 Monaten ein.

23 Versuchspersonen litten an einer milden arteriellen Hypertonie mit diastolischem Blutdruck > 95 mm Hg. Die Studie wurde von 7 Ärzten durchgeführt und die Ernährungsweise wurde bei allen berücksichtigt und angeglichen.

Bei der Gruppe der Hypertoniker senkte sich durch die Knoblauchzufuhr der gemittelte systolische Blutdruck um 7%. Knoblauch wird daher als ein alternatives natürliches Präparat zur Prävention von Herz-Kreislauf-Erkrankungen angesehen.

Die Studienteilnehmer variierten jedoch im Geschlecht deutlich voneinander: 26 Männer standen nur 19 Frauen gegenüber. Wie in der Studie von Duda et al. könnte es auch hier zu einer Verzerrung des Ergebnisses kommen, angenommen, die Wirkung des Knoblauchs ist bei Frauen durch eine höhere Compliance und Motivation verstärkt (vgl. DeASantos&Grünwald, 1993). Die Pharmakokinetik bleibt allerdings bei Frauen wie Männern dieselbe (vgl. Wehling, 2011, S. 665). Demnach müsste hypothetisch ein gesteigerter Effekt der Therapie mit Knoblauch angenommen werden können.

Die Dosierung ist dieselbe wie in der Studie von Auer et al., jedoch unterscheiden sich die beiden in ihrer Applikationsform. Grunwald et al. verwendeten statt der Knoblauchkapseln Pulvertabletten. Die Wirkung müsste gleich sein, wenn man allein vom Wirkstoffgehalt ausgeht (vgl. Ried et al., 2008, S. 20).

In den beiden Studien von DeASantos&Grünwald und Kiesewetter et al. wurden ebenfalls Pulvertabletten verwendet.

DeASantos&Grünwald bezogen die möglichen positiven Effekte einer begleitenden fettreduzierten, cholesterinarmen Diät in ihre Studie mit ein. Die Kontroll- und Behandlungsgruppe beinhaltete jeweils 30 Versuchspersonen, zu denen jedoch die Angabe über die Anzahl der an arterieller Hypertonie Erkrankten ebenso wie bei Kiesewetter et al. fehlen. Antihypertensiva wurden während der Studie nicht eingenommen.

Das Verhältnis zwischen Männern und Frauen ist ungleichmäßig. 20 Männer, von denen sich 8 in der Placebo-Gruppe und 12 in der Behandlungsgruppe befinden, stehen 32 Frauen gegenüber, von denen allein 19 in der Placebo- und lediglich 13 in der Behandlungsgruppe vertreten sind. Durch eine wesentlich größere Zahl an Frauen in der Placebo-Gruppe und dieses Missverhältnis im Allgemeinen kann es durchaus zu Verzerrungen im Ergebnis kommen (vgl. Weinbrenner et al., 2010, S. 548-549). Dennoch zeigte sich zum Studienende in der Placebo-Gruppe keine wesentliche Veränderung, hingegen in der Behandlungsgruppe der Blutdruck signifikant im systolischen um 17% und diastolischen Blutdruck um 11% gesenkt wurde.

Die Forscher kommen zu dem Ergebnis, dass zum einen Frauen eine höhere Compliance und Motivation während der Studie zeigten, zum anderen Knoblauch in Verbindung mit einer Diät zu einer signifikanten Reduktion des Blutdrucks als auch Cholesterinspiegels führen kann.

In der Studie von Kiesewetter et al. wurde der Nutzen von Sport mit dem der Heilpflanze verknüpft. Die 64 Versuchspersonen nahmen eine tägliche Dosis von 800 mg Knoblauchpulver zu sich. 3 Wochen vor sowie während der Behandlung mit Knoblauch sollten diese Sport, angepasst an ihren Erkrankungsstatus (PAVK), treiben. Eine zusätzliche Therapie mit Antihypertonika erfolgte nicht.

Ebenso wie bereits bei DeASantos&Grünwald und Grunwald et al. herrscht in Kiesewetters Studie ein unzureichendes Verhältnis zwischen Männern und Frauen. In der Behandlungsgruppe befanden sich 23 Männer, aber nur 9 Frauen. In der Placebo-Gruppe sah es nicht wesentlich besser aus: 20 Männer und 12 Frauen. Männer waren demnach in beiden Gruppen deutlich überrepräsentiert.

Frauen und Männer unterscheiden sich in ihrer Anatomie und Physiologie voneinander. Frauen weisen im Durchschnitt ein niedrigeres Körpergewicht, kleinere Organe, einen höheren Prozentsatz an Körperfett und einen niedrigeren Körper-Wassergehalt als Männer auf. Daraus resultiert zwischen den Geschlechtern eine Differenz in der Medikamentenverteilung, der Resorption von Arzneimitteln im Dünndarm und des Arzneimittelstoffwechsels in der Leber (vgl. Weinbrenner et al., 2010, S. 548-549).

Eine weitere mögliche Störvariable könnte die Anzahl der nikotinabhängigen Versuchspersonen sein: insgesamt 75% aller Patienten waren Raucher. Der Studie sind darüber keine Informationen zu entnehmen, wie viel Zigaretten im Mittel geraucht wurden. Auch die Zigarettenmarke sowie das Inhalationsverhalten könnte dann entscheidend sein.

Nikotin wirkt auf den Gastrointestinaltrakt über die Bindung an Acetylcholin, Peptidtransmitter und Catecholamine. Die Magensäure wird häufig vermehrt produziert, es kommt zur Verminderung der Schleimhautdurchblutung. Eine häufige Defäkation und Stuhldrang tritt bei Rauchern vermehrt auf. Nicotin wirkt je nach Dosis verschieden: in kleinen Dosen wirkt es z.B. auf das Zentralnervensystem erregend, in höheren Dosen folgt eine Erregung und anschließende Hemmung (vgl. Aktories et al., 2009, S. 153). Durch das vielfältige Wirkspektrum des Nikotins und die Beeinflussung des Gastrointestinaltraktes ist eine veränderte Wirkungsweise auf Arzneimittel bei Rauchern nicht auszuschließen.

Die Forscher kamen zu dem Ergebnis, dass der diastolische Blutdruck in der Behandlungsgruppe signifikant um 3,5% gesenkt werden konnte.

Die relativ kurze Studiendauer von 12 Wochen lässt keine sicheren Ergebnisse zu. Erst eine Langzeitstudie kann hier Aufschluss geben (vgl. Ried et al., 2008, S. 20). Darüber waren sich auch die Forscher einig.

Die kürzeste Studiendauer wies die Studie von McMahon&Vargas mit 14 Stunden auf. In dieser kleinen Pilotstudie nahmen 9 Hypertoniker eine Einmaldosis von 2400 mg Knoblauchpulvertabletten, entsprechend 1,3% Allicin und 300 mg Knoblauch, ein. Die Versuchspersonen bestanden aus 7 Frauen und 2 Männern, darunter 8 Afroamerikaner und 1 Weißer. Störfaktoren sind hierbei deutlich zu erkennen: das Missverhältnis im Geschlecht und die Herkunft. Frauen waren überrepräsentiert (vgl. Weinbrenner et al., 2010, S. 548-549), ebenso wie Afroamerikaner (vgl. Trepanowski & Bloomer, 2010, S. 57). Die Studie hätte besser nur mit Afroamerikanern oder nur mit Weißen und bestenfalls mit Kontroll- und Behandlungsgruppen, die jeweils die gleiche Anzahl an Versuchspersonen beinhaltet, durchgeführt werden sollen (vgl. Schuhmacher&Schulgen, 2007, S.189). Auch die Teilnehmeranzahl war viel zu gering, sodass unbekannte Störvariablen nicht erfolgreich kontrolliert werden konnten (vgl. Trimmel, 2009, S. 77).

5 bis 14 Stunden nach der Einnahme zeigte sich eine statistisch signifikante Reduktion des diastolischen Blutdrucks. Nach 5 Stunden wurde systolisch ein Wert von ca. 173 mm Hg erreicht, diastolisch ein Wert von 105 mm Hg. Der Ausgangswert lag systolisch bei ca. 176 mm Hg, diastolisch bei ca. 116 mm Hg.

Trotz enorm kurzer Studiendauer wurden Knoblauchpulvertabletten als Alternativpräparat zur Behandlung der arteriellen Hypertonie empfohlen.

Das Ergebnis der Studie scheint jedoch stark verzerrt zu sein, da die Dauer von 14 Stunden und die geringe Anzahl an Versuchspersonen keine vernünftigen Ergebnisse und daher keine aussagekräftigen Schlussfolgerungen zulassen (vgl. Trimmel 2009, S. 77; Ried et al. 2008, S. 20).

In der Studie von DeASantos&Johns wurden 70 hypertensive Patienten 2 unterschiedlichen Knoblauchpräparaten ausgesetzt. 36 Patienten erhielten 600 mg Knoblauchpulver in Form des *Kwai*®-Präparats, 34 Patienten erhielten Knoblauchöl (*Höfels Original Garlic Oil Capsules*®), entsprechend 1,98 mg Knoblauchöl, welches sekundäre Allicin-Produkte enthielt.

Wie auch in den genannten Studien bestand bei DeASantos&Johns ein Missverhältnis zwischen Männern und Frauen (vgl. Weinbrenner et al., 2010, S. 548-549). 16 Männer und 20 Frauen befanden sich in der *Kwai*®-Gruppe. In der Knoblauchöl-Gruppe waren es 12 Männer und 22 Frauen. In beiden Behandlungsgruppen waren damit Frauen in größerem Anteil als Männer vertreten, welches zu den erwähnten Verzerrungen führen könnte.

Dennoch zeigten sich lediglich in der Kwai®-Gruppe statistisch signifikante Ergebnisse. Der systolische Blutdruck wurde von 151 mm Hg auf 124 mm Hg, der diastolische von 96 mm Hg auf 79 mm Hg gesenkt.

Die Forscher erklärten sich dies anhand der fehlenden Wirkstoffe Alliin und Allicin im Knoblauchöl. Diese spielen ihren Vermutungen nach die entscheidende Rolle bei der Cholesterin- und Blutdrucksenkung.

Es ist sicher interessant, einen direkten Vergleich zwischen Knoblauchöl und -pulver zu ziehen und zugleich sehr schwierig, alle ausgewählten Patienten in den Gruppen so zu vereinen, dass ein Missverhältnis der Geschlechter ausgeschlossen ist.

Vor allem durch das vorzeitige Ausscheiden, dem Verlassen der Studie durch die Versuchspersonen, z.B. durch mangelnde Compliance oder Tod, kann die Studie an Aussagekraft verlieren. Dennoch müssen diese Störvariablen möglichst ausgeschaltet werden, um das Ergebnis weitgehend repräsentativ zu halten (vgl. Trimmel, 2009, S. 48).

In den Studien von Pedraza-Chaverii et al. und Ali et al. wurde die Wirkung des Knoblauchpulvers an Ratten untersucht.

Pedraza-Chaverii et al. lösten eine arterielle Hypertonie durch die Gabe von *L-NAME*® (N^G-Nitro-L-Arginin-methylester) an 40 Ratten aus. Sie wurden mit einem 2%-igem Diätfutter zzgl. 2% pulversierter Knoblauchzehen am Tag ernährt.

Durch die Gabe von *L-NAME*® wird eine arterielle Hypertonie hervorgerufen, welche mit jener vom Menschen vergleichbar ist.

Als Analogon der nicht essentiellen Aminosäure L-Arginin blockiert L-NAME® als kompetitiver Antagonist die NO-Synthasen I, II und III, welche durch ihre Folgeprodukte starke Vasodilatatoren wie NO bilden. Es wird ebenfalls in Studien als NO-Syntheseantagonist eingesetzt (vgl. Krieger, 2010, S. 7-8). Die nachgewiesene, statistisch signifikante antihypertensive Wirkung basiert auf der vermuteten antagonistischen Wirkung des Knoblauchs auf *L-NAME*® (vgl. Pedraza-Chaverii et al., 1998, S. 71). Die Studie ist demnach ebenso repräsentativ für eine humane Population.

Ali et al. verwendeten an ihren Versuchstieren gegenüber der Studie von Pedraza-Chaverii et al. kein *L-NAME*® zur Auslösung der arteriellen Hypertonie, sondern setzten vielmehr auf eine mit Cholesterin angereicherte 2%-ige Diät. Die Ratten erhielten auch weniger Knoblauch mit einer Tagesdosis von 1,3% Alliin, entsprechend 0,6% Allicin. Der systolische Blutdruck wurde dadurch um 35% gegenüber der Placebo-Gruppe gesenkt.

Die Studiendauer unterschied sich nur um 2 Wochen gegenüber der längeren, 8-wöchigen Studie von Pedraza-Chaverií et al..

Beide Studien kamen zu statistisch signifikanten Ergebnissen, welche sich in der antihypertensiven Wirkung des Knoblauchpulvers auf die Ratten äußerten.

Ein gänzlich anderes Studiendesign bildeten Ziaei et al. mit 100 Schwangeren, die für 8 Wochen eine tägliche Dosis von 800 mg Knoblauch einnahmen. Die Versuchspersonen zeigten keine statistisch signifikanten Ergebnisse, die für eine positive therapeutische Wirkung des Knoblauchs sprechen würden. Allerdings handelte es sich bei allen Versuchspersonen um schwangere Frauen, die nicht an einer arteriellen Hypertonie litten. Allein der Umstand der Schwangerschaft kann eine Störvariable bilden.

Schwangere zeigen eine andere Verteilung von Pharmaka auf. In der Frühschwangerschaft steigt z.B. das Plasmavolumen, später kann es zur Ödembildung kommen. Die Zunahme des Fettgewebes und Entstehung neuer Kompartimente wie Placenta und Fetus beeinflussen die Verteilung eines Arzneimittels. Die Metabolisierung in der Leber und Placenta differenzieren sich von der einer nicht-schwangeren Frau. Diese Einflussfaktoren beeinträchtigen die Wirkungsweise bzw. Pharmakokinetik eines Arzneimittels (vgl. Aktories et al. 2009, S. 79; Wehling 2011, S. 677).

Viel bedeutender ist jedoch, dass Knoblauch scheinbar nur bei Hypertonikern seine Wirkung in Form eines antihypertensiven Effekts entfaltet, wie es auch in anderen Studien zu beobachten war (vgl. Zhang et al., 2000; Ziaei et al., 2001). Der Knoblauch zeigte keine Wirkung.

Eine Parallele findet sich zu dieser Hypothese ebenso in der neuesten Studie zu Knoblauchpulver von 2004 von Turner et al.. Darin sollten 62 gesunde Versuchspersonen im Alter zwischen 40 und 60 Jahren unterschiedliche Knoblauchpulverpräparate in Tablettenform einnehmen, wurden jedoch nicht in separate Gruppen nach Präparat eingeteilt, sondern lediglich in Placebo- und Behandlungsgruppe. Die Tagesdosis an Knoblauch lag bei 920 mg.

Es konnte, wie die eigens aufgestellte Hypothese beweist, keine statistisch signifikante Wirkung des Knoblauchs auf den Blutdruck der gesunden, freiwilligen Teilnehmer festgestellt werden.

5.2 Resümee

Die Fragestellung, ob Allium sativum einen positiven therapeutischen Effekt auf die primäre arterielle Hypertonie zeigt, konnte mit den vorliegenden Daten nicht vollständig geklärt werden.

Von den insgesamt 18 analysierten Studien wurde ein statistisch signifikanter Effekt des Knoblauchs auf den Blutdruck in 13 Studien nachgewiesen.

Es waren 3 Tierstudien mit Ratten als Versuchsobjekten enthalten, welche einheitlich zu dem Ergebnis kamen, dass sich ein positiver antihypertensiver Effekt bei der Gabe von Knoblauch erzielen lässt.

Von den 15 Humanstudien ließ sich in 10 Studien ebenso ein positives Ergebnis beobachten.

Wie es bereits dargestellt wurde, wies die Studienqualität bzw. das Studiendesign jedoch teilweise erhebliche Mängel auf.

In dieser Arbeit wurden die verwendeten Studien lediglich analysiert und beschrieben. Eine Metaanalyse mit anschließender statistischer Auswertung erfolgte nicht, sodass sich nicht abschließend ein repräsentatives Ergebnis herleiten lässt.

Bei der Durchführung einer repräsentativen Studie sollten jedoch, wie sich in den analysierten Studien zeigte, generelle Störvariablen berücksichtigt werden.

Diese sind unter anderem:

- die Wirkstoffmenge und der Gehalt an den Wirkstoffen Alliin und Allicin, welche sich in Knoblauchöl und Knoblauchpulver unterscheiden
(vgl. DeASantos&Johns, 1995),
- der Ort der Studie, um ggf. auf andere Länder schließen oder allgemeine Aussagen treffen zu können (vgl. Trepanowski&Bloomer, 2010),

- das Alter der Versuchspersonen und demnach eine bestehende Multimorbidität (vgl. Aktories et al. 2009, S. 77; Mutschler et al. 2008, S. 58; Renteln-Kruse 2001, S. 1/10; Kuhlmey 2011, S. 915),
- der Ausprägungsgrad der Hypertonie (milde Form oder Grad II nach WHO?) (vgl. Grunwald et al., 1992),
- die randomisierte Einteilung der Versuchspersonen in Placebo- und Behandlungsgruppe (vgl. Trimmel, 2009, S. 77),
- die Verteilung von Frauen und Männern/Gesunden und Erkrankten (vgl. Weinbrenner et al., 2010, S. 548-549) sowie
- die Anzahl der Versuchspersonen (vgl. Trimmel 2009, S. 77; Schuhmacher&Schulgen 2007, S.189).

Ein scheinbar entscheidender Faktor für die Wirkung des Knoblauchs ist die Einnahme im Krankheitsfall, d.h. bei bestehender arterieller Hypertonie. In gesunden Versuchspersonen zeigte Allium sativum keine Wirkung auf den Blutdruck (vgl. Zhang et al., 2000; Ziaei et al., 2001). Dies könnte auf das Vorhandensein genügend antioxidativer Substanzen im Organismus zurückzuführen sein. Angenommen dieser wäre bei Hypertonikern reduziert, so würde durch die Einnahme von Knoblauch die Produktion neuer Antioxidantien verstärkt werden und NO durch seine vasodilatorische Eigenschaft antihypertensiv wirken können (vgl. Banerjee et al., 2002; Ried et al., 2008; Duda et al., 2008).

Die Heilpflanze zeigt unterschiedliche Wege der Pharmakodynamik.

Es wurde über die Wirkung von Antioxidantien wie S-Allylcystein (SAC), S-Allylmercaptocystein, Allixin und Selen berichtet (vgl. Banerjee et al. 2002, S. 9; Ried et al. 2008, S. 13).

Solche Antioxidantien können eine Vasodilatation hervorrufen. Daraus resultiert eine Blutdrucksenkung (vgl. Mutschler 2008, S. 543; Dhawan&Jain 2004, S. 115; Grunwald et al. 1992, S. 186; Duda et al. 2008, S. 167).

Auch durch Aktivierung der Stickstoffoxid-Synthase und dem daraufhin entstandenen Stickoxid kann durchaus eine Vasodilatation erreicht werden (vgl. Dhawan & Jain 2004, S. 113; Hildebrandt 1998, S. 1506).

Es hat sich ebenso gezeigt, dass Allium sativum möglicherweise die Kalium-Ionen-Kanäle positiv beeinflusst und durch den reduzierten Calciumeinstrom die Gefäße weitgestellt werden (Dhawan&Jain, 2004, S. 113).

Und schließlich könnte der hohe Gehalt an Fructanen zur Blutdrucksenkung beitragen (vgl. Duda et al., 2008, S. 167).

Schlussfolgernd lässt sich anmerken, dass die Einnahme von Allium sativum aufgrund der vielfach positiv erwähnten Wirkungsweisen und seiner antihypertensiven
Eigenschaft durchaus empfehlenswert sein kann.

Im Vergleich zu chemischen Antihypertensiva zeigt Knoblauch geringe Nebenwirkungen auf, die sich z.B. gastrointestinal in Form von Flatulenz äußern können.

Ob die Einnahme von Knoblauchpräparaten zur alleinigen Therapie der primären
arteriellen Hypertonie ausreicht, bleibt ungeklärt. Als Ergänzung zu Antihypertensiva
wurde es jedoch vielfach angepriesen und kann aufgrund der eigenen Analyse in
Form von rohem Knoblauch, Knoblauchöl sowie Knoblauchpulver empfohlen werden.

Literaturverzeichnis

Abholz, H.-H (2007): Die Umerziehung der Allgemeinmedizin. In: *Z Allg Med* 83 (2), S. 85–88.

Aktories, Klaus; Forth, Wolfgang (2009): Allgemeine und spezielle Pharmakologie und Toxikologie. Für Studenten der Medizin, Veterinärmedizin, Pharmazie, Chemie und Biologie sowie für Ärzte, Tierärzte und Apotheker. 10., überarb. München: Elsevier Urban & Fischer.

Ali, M.; Al-Qattan, K.K; Al-Enezi, F.; Khanafer, R.M.A; Mustafa, T. (2000): Effect of allicin from garlic powder on serum lipids and blood pressure in rats fed with a high cholesterol diet. In: *Prostaglandins, Leukotrienes and Essential Fatty Acids* 62 (4), S. 253–259.

Amira, Oluwatoyin C.; Okubadejo, Njideka U. (2007): Frequency of complementary and alternative medicine utilization in hypertensive patients attending an urban tertiary care centre in Nigeria. In: *BMC Complement Altern Med* 7 (1), S. 1-30.

Andreae, Susanne (2008): Lexikon der Krankheiten und Untersuchungen. [die 1000 wichtigsten Krankheiten und Untersuchungen] ; 85 Tabellen. 2., überarb. und erw. Stuttgart: Thieme. Online verfügbar unter http://d-nb.info/987848518/04.

Anwar, M. (2003): Oxidative stress in streptozotocin-induced diabetic rats: effects of garlic oil and melatonin. In: *Comparative Biochemistry and Physiology - Part A: Molecular & Integrative Physiology* 135 (4), S. 539–547.

Auer, W.; Eiber, A.; Hertkorn, E.; Hoehfeld, E.; Koehrle, U.; Lorenz, A. et al. (1990): Hypertension and hyperlipidaemia: garlic helps in mild cases. In: *Br J Clin Pract Suppl* 69, S. 3–6.

BAKRI, I.; DOUGLAS, C. (2005): Inhibitory effect of garlic extract on oral bacteria. In: *Archives of Oral Biology* 50 (7), S. 645–651.

Banerjee, Sanjay K.; Maulik, Subir K. (2002): Effect of garlic on cardiovascular disorders: a review. In: *Nutr J* 1, S. 1–14.

Bianchini, Francesco; Corbetta, Francesco; Pistoia, Marilena (1978): Der große Heilpflanzenatlas. München: BLV-Verl.-Ges.

Biesalski, H.K; Bischoff, S.C; Puchstein, C. (2010): Ernährungsmedizin: Nach dem Curriculum Ernährungsmedizin der Bundesärztekammer und der DGE: Thieme Georg Verlag. Online verfügbar unter http://books.google.de/books?id=hQyLsM0WqpUC.

Block, E. Ahmad S. Catalfamo J. L. et al (1986): Antithrombotic organosulphur compounds from garlic, structural mechanistic and synthetic studies,. In: *J. Am. Chem. Soc* (108), S. 7045–7055.

Braun, Hans (1987): Heilpflanzen-Lexikon für Ärzte und Apotheker. Anwendung, Wirkung und Toxikologie. 5., erw. Aufl. /. Stuttgart: Fischer.

Capraz, Mustafa; Dilek, Melda; Akpolat, Tekin (2007): Garlic, hypertension and patient education. In: *Int. J. Cardiol* 121 (1), S. 130–131.

Cichon, Sven; Haenisch, Britta: Pharmakogenetik - Querschnittsbereich Klinische Pharmakologie. Institut für Humangenetik. Online verfügbar unter http://www.meb.unibonn.de/klinpharm/uploads/file/studenten/ws0910/Pharmakogenetik-WS09_10.pdf, zuletzt geprüft am 18.08.2011.

DeASantos O, Gruenwald J. (1993): Effect of garlic powder tablets on blood lipids and blood pressure: a six-month placebo-controlled, double-blind study. In: *British Journal of Clinical Research* (4), S. 37–44.

DeASantos O, Johns R. (1995): Effects of garlic powder and garlic oil preparations on blood lipids, blood pressure and well-being. In: *British Journal of Clinical Research* (6), S. 91–100.

Deutsche Gesellschaft für Ernährung (2008): Ernährungsbericht. 2008. Bonn: Deutsche Ges. f. Ernährung. Online verfügbar unter http://www.dge.de/modules.php?name=News&file=print&sid=909, zuletzt geprüft am 18.08.2011.

DEUTSCHE HOCHDRUCKLIGA e.V. DHL (2008): Leitlinien zur Behandlung der arteriellen Hypertonie. DEUTSCHE HOCHDRUCKLIGA e.V. DHL. Online verfügbar unter http://www.awmf.org/uploads/tx_szleitlinien/046-001_S2_Behandlung_der_arteriellen_Hypertonie_06-2008_06-2013.pdf, zuletzt aktualisiert am 01.06.2008, zuletzt geprüft am 15.06.2011.

Dhawan, Veena; Jain, Sanjay (2004): Effect of garlic supplementation on oxidized low density lipoproteins and lipid peroxidation in patients of essential hypertension. In: *Mol. Cell. Biochem* 266 (1-2), S. 109–115.

Dhawan, Veena; Jain, Sanjay (2005): Garlic supplementation prevents oxidative DNA damage in essential hypertension. In: *Mol. Cell. Biochem* 275 (1-2), S. 85–94.

Duda, Grazyna; Suliburska, Joanna; Pupek-Musialik, Danuta (2008): Effects of short-term garlic supplementation on lipid metabolism and antioxidant status in hypertensive adults. In: *Pharmacol Rep* (2), S. 163–170.

Fintelmann, V. (2007): Intuitive Medizin - anthroposophische Medizin in der Praxis: Grundlagen - Indikationen - Therapiekonzepte: Hippokrates-Verlag. Online verfügbar unter http://books.google.de/books?id=I3juGF7c5t8C.

Gröber, Uwe (2008): Arzneimittel als Vitalstoffräuber. In: *Zs.f.Orthomol.Med* 6 (03), S. 29–30.

Grunwald J, Heede J. Koch H. et al (1992): Effects of garlic powder tablets on blood lipids and blood pressure-the Danish Multicentre Kwai study. In: *Eur J Clin Res* (3), S. 179–186.

Haghi, Dariusch; Haase, Karl Konstantin (2009): Lehrbuch Innere Medizin. Ihr roter Faden durchs Studium nach der neuen ÄAppO. Stuttgart: Wiss. Verl.-Ges (Roter Faden).

Hildebrandt, Helmut; Pschyrembel, Willibald (1998): Pschyrembel klinisches Wörterbuch. Mit 250 Tabellen. 258., neu bearb. Berlin: de Gruyter.

Janhsen, Katrin; Strube, Helga; Starker, Anne (2008): Hypertonie. Berlin: Robert-Koch-Inst (Gesundheitsberichterstattung des Bundes, 43).

Karlsson, Martin; Nilsson, Therese; Lyttkens, Carl Hampus; Leeson, George (2010): Income inequality and health: Importance of a cross-country perspective. In: *Social Science & Medicine* 70 (6), S. 875–885.

Kiesewetter H, Jung F. Jung EM Blume J. Mrowietz C. Birk A. Koscielny J. Wenzel E. (1993): Effects of garlic coated tablets in peripheral arterial occlusive disease. In: *Clin Investig* (71), S. 383–386.

Krieger; Ariane, Julia (2010): TOBIAS-lib - Zugang zum Dokument - Wirkung des NO-Syntheseantagonisten L-NAME auf die renale Hämodynamik und die Leptinspiegel bei adipösen Probanden - Krieger, Julia Ariane. Online verfügbar unter http://tobias-lib.uni-tuebingen.de/volltexte/2004/1255/, zuletzt aktualisiert am 09.11.2010, zuletzt geprüft am 19.08.2011.

Kuhlmey, A. (2011): Versorgungsforschung zur angemessenen Gesundheitsversorgung im Alter. In: *Bundesgesundheitsbl* 54 (8), S. 915–921.

McMahon, F. G.; Vargas, R. (1993): Can garlic lower blood pressure? A pilot study. In: *Pharmacotherapy* 13 (4), S. 406–407.

Mutschler, Ernst (2008): Mutschler Arzneimittelwirkungen. Lehrbuch der Pharmakologie und Toxikologie / mit einführenden Kapiteln in die Anatomie, Physiologie und Pathophysiologie. 9., vollst. neu bearb. und erw. Stuttgart: WVG Wissenschaftliche Verlagsgesellschaft.

Patera, Nikolaus Mag (2011): Einkommen und Gesundheit: Soziale Determinanten von Gesundheit und gesundheitliche Ungleichheit. Online verfügbar unter http://www.sozialversicherung.at/portal27/portal/esvportal/channel_content/cmsWindow?action=2&p_menuid=63478&p_tabid=2&p_pubid=646378, zuletzt aktualisiert am 21.01.2011, zuletzt geprüft am 19.08.2011.

Pedraza-Chaverrí, J.; Tapia, E.; Medina-Campos, O. N.; los Angeles Granados, M. de; Franco, M. (1998): Garlic prevents hypertension induced by chronic inhibition of nitric oxide synthesis. In: *Life Sci* 62 (6), S. PL 71-77.

Preuss, H. G.; Clouatre, D.; Mohamadi, A.; Jarrell, S. T. (2001): Wild garlic has a greater effect than regular garlic on blood pressure and blood chemistries of rats. In: *Int Urol Nephrol* 32 (4), S. 525–530.

Rees, L. P.; Minney, S. F.; Plummer, N. T.; Slater, J. H.; Skyrme, D. A. (1993): A quantitative assessment of the antimicrobial activity of garlic (Allium sativum). In: *World J Microbiol Biotechnol* 9 (3), S. 303–307.

Renteln-Kruse, W. von (2001): Epidemiologische Aspekte der Morbidität im Alter. In: *Zeitschrift für Gerontologie und Geriatrie (Zeitschrift für Gerontologie und Geriatrie)* 34 (0), S. I/10–I/15.

Ried, Karin; Frank, Oliver R.; Stocks, Nigel P. (2010): Aged garlic extract lowers blood pressure in patients with treated but uncontrolled hypertension: a randomised controlled trial. In: *Maturitas* 67 (2), S. 144–150.

Ried, Karin; Frank, Oliver R.; Stocks, Nigel P.; Fakler, Peter; Sullivan, Thomas (2008): Effect of garlic on blood pressure: A systematic review and meta-analysis. In: *BMC Cardiovasc Disord* 8 (1), S. 13-25.

Robert-Koch-Institut (1999): Schwerpunktheft: Bundes-Gesundheitssurvey 1998. Erfahrungen, Ergebnisse, Perspektiven. Stuttgart: Thieme (Das Gesundheitswesen, 61.1999, Sonderh. 2).

Siegel G, Walter A. Engel S. Walper A. Michel F. (1999): Pleiotrope Wirkungen von Knoblauch. In: *Wiener Medizinische Wochenschrift* (149), S. 217–224.

Schumacher, Martin; Schulgen, Gabi (2007): Methodik klinischer Studien. Methodische Grundlagen der Planung, Durchführung und Auswertung. Zweite, überarbeitete und erweiterte Auflage. Berlin, Heidelberg: Springer-Verlag Berlin Heidelberg (Statistik und ihre Anwendungen). Online verfügbar unter http://dx.doi.org/10.1007/978-3-540-36990-5.

Statistisches Bundesamt (2010): Bevölkerung nach Altersgruppen -Deutschland. Statistisches Bundesamt Deutschland. Online verfügbar unter http://www.destatis.de/jetspeed/portal/cms/Sites/destatis/Internet/DE/Content/Statisti ken/Zeitreihen/LangeReihen/Bevoelkerung/Content100/lrbev01ga,templateId=render Print.psml, zuletzt aktualisiert am 09.11.2010, zuletzt geprüft am 15.06.2011.

Trepanowski, John F.; Bloomer, Richard J. (2010): The impact of religious fasting on human health. In: *Nutr J* 9 (1), S. 57–66.

Trimmel, M. (2009): Wissenschaftliches Arbeiten in Psychologie und Medizin: Facultas.wuv. Online verfügbar unter http://books.google.de/books?id=WM5eSZNgnqIC.

Turner, Beate; Mølgaard, Christian; Marckmann, Peter (2004): Effect of garlic (Allium sativum) powder tablets on serum lipids, blood pressure and arterial stiffness in normo-lipidaemic volunteers: a randomised, double-blind, placebo-controlled trial. In: *BJN* 92 (04), S. 701-704.

Wehling, Martin; Diener, Hans-Christoph (2011): Klinische Pharmakologie. 2., überarb. Stuttgart: G. Thieme.

Weinbrenner, Susanne; Lönnfors, Sanna; Babitsch, Birgit (2010): Gender: Neue methodische Herausforderungen bei der Leitlinienentwicklung. In: *Zeitschrift für Evidenz, Fortbildung und Qualität im Gesundheitswesen* 104 (7), S. 547–553.

World Health Organization-International Society of Hypertension Guidelines for the Management of Hypertension. Guidelines Subcommittee (1999). In: J. Hypertens 17 (2), S. 151–183.

Yeh, Gloria Y.; Davis, Roger B.; Phillips, Russell S. (2006): Use of complementary therapies in patients with cardiovascular disease. In: *Am. J. Cardiol* 98 (5), S. 673–680.

YOSHIDA, Hisae; IWATA, Nami; KATSUZAKI, Hirotaka; NAGANAWA, Rie; ISHIKAWA, Keiko; FUKUDA, Hiroyuki et al. (1998): Antimicrobial Activity of a Compound Isolated from an Oil-Macerated Garlic Extract. In: *Biosci. Biotechnol. Biochem* 62 (5), S. 1014–1017.

Zhang, X. H.; Lowe, D.; Giles, P.; Fell, S.; Board, A. R.; Baughan, J. A. et al. (2001): A randomized trial of the effects of garlic oil upon coronary heart disease risk factors in trained male runners. In: *Blood Coagul. Fibrinolysis* 12 (1), S. 67–74.

Ziaei, S.; Hantoshzadeh, S.; Rezasoltani, P.; Lamyian, M. (2001): The effect of garlic tablet on plasma lipids and platelet aggregation in nulliparous pregnants at high risk of preeclampsia. In: European Journal of Obstetrics & Gynecology and Reproductive Biology 99 (2), S. 201–206.